名誉主编／李为民　周清华　刘伦旭

加速康复外科

——肺癌手术日间化管理

主　　编／车国卫　周　坤　蒋丽莎
副主编／饶志勇　梁　鹏　朱道珺

四川科学技术出版社

图书在版编目（ＣＩＰ）数据

加速康复外科：肺癌手术日间化管理／车国卫，周坤，蒋丽莎主编. -- 成都：四川科学技术出版社，2023.1
ISBN 978-7-5727-0843-5

Ⅰ.①加… Ⅱ.①车… ②周… ③蒋… Ⅲ.①肺癌—胸腔外科手术—康复 Ⅳ.①R734.2

中国国家版本馆CIP数据核字(2023)第022477号

JIASU KANGFU WAIKE——FEIAI SHOUSHU RIJIANHUA GUANLI
加速康复外科——肺癌手术日间化管理

主　　编　车国卫　周　坤　蒋丽莎

出 品 人　程佳月
策划组稿　钱丹凝
责任编辑　税萌成
封面设计　墨创文化
责任出版　欧晓春
出版发行　四川科学技术出版社
　　　　　地址　成都市锦江区三色路238号　邮政编码　610023
　　　　　官方微博 http://weibo.com/sckjcbs
　　　　　官方微信公众号　sckjcbs
　　　　　传真　028-86361756
成品尺寸　170 mm × 240 mm
印　　张　14　字数280千　插页2
印　　刷　成都市金雅迪彩色印刷有限公司
版　　次　2023年6月第1版
印　　次　2023年6月第1次印刷
定　　价　138.00元

ISBN 978-7-5727-0843-5

邮　　购：成都市锦江区三色路238号新华之星A座25层　邮政编码：610023
电　　话：028-86361770

本书编委

李为民　教授（四川大学华西医院呼吸与危重医学科）

周清华　教授（四川大学华西医院肺癌中心）

刘伦旭　教授（四川大学华西医院胸外科）

马洪升　教授（四川大学华西医院日间服务中心）

车国卫　教授（四川大学华西医院肺癌中心）

王　鑫　讲师（四川省肿瘤医院胸外科）

王　娇　主管技师（四川大学华西医院康复医学科）

王明铭　讲师（成都市第二人民医院胸外科）

王　彦　讲师（四川大学华西医院胸外科）

王春梅　讲师（成都市第二人民医院耳鼻喉头颈外科）

尹　露　主管护师（四川大学华西医院麻醉手术中心）

毛成毅　副教授（四川大学华西医院胸外科）

田　龙　讲师（四川大学华西医院肺癌中心）

朱道珺　主管护师（四川大学华西医院麻醉手术中心手术室）

朱　涛　教授（四川大学华西医院麻醉手术中心）

许　钊　讲师（四川大学华西医院麻醉手术中心）

刘　飞　副教授（四川大学华西医院麻醉手术中心）

肖　珊　护师（四川大学华西医院日间服务中心）

陈　维　护师（四川大学华西医院日间服务中心）

陈瑛翼　讲师（四川大学华西医院营养科）

陈　曦　护师（四川大学华西医院患者全程管理中心）

陈　钰　护师（四川大学华西医院胸外科）

杜　娜　主管护师（四川大学华西医院胸外科）

李鹏飞　博士（四川大学华西医院肺癌中心）

李大江　教授（四川大学华西医院医务部）

李双江　助理研究员（中山大学肿瘤防治中心内镜中心）

李佳龙　博士（四川省肿瘤医院胸外科）

李　珏　博士（四川大学华西医院胸外科）

李才正　主治医生（成都市高新区芳草社区卫生服务中心）

李　脊　护师（四川大学华西医院麻醉手术中心）

朱大兴　副教授（四川大学华西医院肺癌中心）

宋应寒　副教授（四川大学华西医院日间服务中心）

宋文鹏　博士（四川大学华西医院胸外科）

苏建华　主管技师（四川大学华西医院康复科）

沈　诚　讲师（四川大学华西医院胸外科）

杨　梅　副主任护师（四川大学华西医院胸外科）

张　磊　教授（四川大学华西医院医务部）

张立明　副主任医师（成都中医药大学附属第三医院胸外科）

邱　舫　主管护师（四川大学华西医院胸外科）

邱　扬　护师（四川大学华西医院胸外科）

林　琳　主管护师（四川大学华西医院胸外科）

周　坤　博士（浙江大学医学院附属第一医院普胸外科）

周洪霞　主管护师（四川大学华西医院胸外科）

郑　羽　博士（贵州医科大学附属医院乳腺外科）

郑　娥　主管护师（四川大学华西医院胸外科）

郑　洁　讲师（四川大学华西医院营养科）

饶志勇　教授（四川大学华西医院营养科）

顾一敏　博士（四川大学华西医院胸外科）

殷　宇　护师（四川大学华西医院日间服务中心）

常　帅　博士（四川省人民医院胸外科）

常钧科　博士（四川大学华西医院胸外科）

梁　鹏　副教授（四川大学华西医院日间服务中心）

梁　霄　讲师（四川大学华西医院麻醉手术中心）

黄明君　副主任护师（四川大学华西医院日间服务中心）

蒋丽莎　讲师（四川大学华西医院日间服务中心）

董映显　博士（四川大学华西医院胸外科）

赖玉田　讲师（四川大学华西医院肺癌中心）

戴　燕　主任护师（四川大学华西医院日间服务中心）

李明霞　护师（四川大学华西医院肺癌中心）

赵亚文　护师（四川大学华西医院肺癌中心）

叶　云　主管护师（四川大学华西医院肺癌中心）

日间手术模式是一种特殊的手术管理模式，它是通过改变管理流程，融入加速康复等新的理念使手术患者的住院时间从几天缩短为一天以内。加速康复外科理念的融入使日间手术患者能按计划快速出院，使日间手术量逐步增加，日间手术术式范围不断扩大，甚至很多四级手术亦可按日间手术模式运行。

日间手术模式在国外已经有100多年的历史，由于日间手术自身的多、快、好、省等优点，可以使患者、医院和国家三方都受益。近十几年来我国日间手术发展很快，据不完全统计，全国有近2 000家医院已开展日间手术，涉及术式上千种。四川大学华西医院（以下简称"华西医院"）从2009年开始开展日间手术，至今共完成20多万多台次日间手术，有20多个科室参与，涉及300多种术式，占择期手术的1/4以上，其中三、四级手术占比在60%以上。华西医院开展日间手术的理念是以患者为中心，以医疗质量和医疗安全为两个基本点，成熟一个开展一个。华西医院在国内最早将加速康复外科理念融入日间手术，并提出"手术在华西，康复在社区"的理念，塑造了重质量、保安全的华西医院日间手术管理模式。

华西医院胸外科车国卫教授团队通过充分的前期论证以及精心的准备，从2019年起率先在国内开展日间胸腔镜下肺癌切除术，取得良好的效果。本书将详细介绍日间胸腔镜下肺癌切除术的各个环节管理要点及加速康复外科理念的实践，并分享团队经验。希望这本书能为日间手术的管理者和胸外科领域的专家开展此类手术提供帮助，并为日间手术向更广泛领域发展提供理论和实践依据。

马洪升

2023 年 3 月

⫴ 序言二

外科学理念和微创技术的不断进步，促使我们不得不重新审视现有的手术操作流程和管理，进而思考这些流程如何适应日益变化的技术与器械设备的更新。外科学理念的发展、技术的进步和器械的更新，共同促使肺癌手术日间化成为可能。

肺癌手术是否有转为日间手术的必要性呢？答案是肯定的。首先是当前国家医疗资源分布不均衡、分级诊疗制度尚不健全，患者挤向大医院和专科医院，导致出现"看病难、看病贵"的现象。因此，大医院或专科医院只有通过加速患者周转而提高效率，这是日间手术开展的国情所在。其次是肺癌的疾病谱也在发生变化，体现在人们对健康体检的重视和低剂量螺旋CT的临床应用，使年轻肺癌患者越来越多，相对于老年患者（合并疾病多），其围手术期风险相对降低；从患者（避免去挤大医院，同时又能得到合理、便捷的治疗）和社会（使患者身心都尽快回归社会，开始正常的生活）角度看，都需要我们开展并推行部分肺癌患者手术日间化管理。

肺癌手术日间化有可行性吗？答案是可行的。一是早期肺癌患者逐渐增多，手术难度相对较低，麻醉及术中风险也较小。二是加速康复外科理念及微创技术的大量应用使患者术后能快速康复，并使术后恢复在社区和家庭成为可能。三是麻醉技术、术中操作、疼痛控制技术、术后管理和护理流程的优化，极大地减少了医疗干预，使患者术后康复加快，为患者围手术期的快速康复和医疗安全提供了保障。最后，各家医院的日间手术中心所拥有的信息技术、随访制度也为患者术后社区或家庭康复提供了便捷、安全的应急处理途径。总之，在我国部分医疗中心开展日间肺癌手术，从技术和操作上都是可行的。

　　如何保证肺癌日间手术患者的安全呢？日间手术短、平、快的模式特点及出院后的延续服务是保障医疗质量和实现患者快速康复的重要举措。主要有以下几点：一是进行术前宣教和沟通，说明日间手术的特点及注意事项，再通过公众号普及术后常见问题的处理方法，减少患者内心的顾虑。二是建立追踪随访制度，出院后由专人对术后患者进行电话随访或QQ、微信等互联网信息平台在线沟通，时刻关注患者术后的康复情况，而且患友之间也能够相互交流和鼓励。三是与基层医疗机构建立系统的转诊合作模式，实现患者随访信息无缝对接。四是利用远程会诊平台，实现患者手术在医院，康复在基层；外地患者可就近到社区医院进行诊治，避免旅途奔波。

　　肺癌手术日间化的临床优势有哪些呢？首先是方便就医、节约医疗费用，利于患者的身心健康且能迅速回归生活和工作。其次是其个体化与人性化的医疗服务（减少医疗干预，增加医疗服务）提高了患者就医满意度。最后能够促进患者在家庭医生、社区医生和专科医生之间的合理流动，发挥各级医疗资源的合理配置，实现患者、医院、社会三方共赢的局面。

　　肺癌手术日间化面临的问题与困难有哪些？日间手术的开展，目前在我国仍处于起步阶段，面临着医保、规范指南等缺位的情况。我国整体的医疗规范及医疗同质化水平、分级诊疗制度与国际先进国家和地区相比还存在一定差距，因此，在现有医疗环境下开展日间手术，必须在保障医疗安全及质量的前提下，才能最大限度地追求患者在24小时内出院的高效率治疗模式。

　　肺癌手术日间化开展的临床意义和展望有哪些呢？首先，可以使紧张的医疗资源能够最大化利用，能够更好地为更多患者提供优质的服务，真正实现了患者利益最大化。其次，可以使"医、护、麻"等相关的科室全力合作，真正做到以问题为导向，以患者为中心，多方共同解决患者的问题，有效提高医疗质量和护理质量。因此，多学科团队协作，分级诊疗-日间手术模式的推进，必将促使肺癌日间手术更好、更快地发展！

车国卫
2023 年 3 月

‖ 目 录

第一章

概　述

第一节　日间手术简介

一、背景

日间手术字面含义为在白天完成的手术，是由"day surgery"一词直译而来，英文"same-day surgery""ambulatory surgery"也表示相同的含义。日间手术是借鉴国外的一种择期手术管理模式，它并不特指某一种或某一类手术。我国20世纪90年代初开始借鉴并应用这种手术管理模式，以缓解当下医疗供需之间的相对矛盾。由于得到了国家、患者、医务人员和管理者的一致好评，近10年来日间手术在我国开始迅速发展。

日间手术起源于100多年前的欧洲，发展过程中因为医疗质量安全问题经历了较长时间的停滞，后来借助于外科微创技术、麻醉药物和麻醉技术的进步，又因其手术创伤小、麻醉药物副作用少，使患者术后恢复快、恶心和疼痛得到控制、能按计划出院、医疗安全得到保障后日间手术才逐渐得到了业界的认同。20世纪70年代左右日间手术在国外开始迅速发展，现有些欧洲国家日间手术占择期手术的80%。目前我国借助日间手术管理模式提高了医疗服务能力，但日间手术并不适用于所有外科科室，只有通过对日间手术充分了解，才能深刻地理解并将其应用至其他更多未纳入开展的手术。例如肺癌日间手术就是通过前期充分的研究，利用医院和国家的相关政策支持转专科或下转社区，为早期肺癌患者提供及时的手术治疗。现将日间手术发展历史按国内外情况分别进行简短介绍，以期为读者提供更多的思考，激发更多的灵感以改进日间手术医疗服务，更好地服务于更多的患者。

二、国外日间手术发展简史

日间手术最早可以追溯到19世纪40年代，当时美国的Crawford Long、

Horace Wells 和 William Morton 三位医生在诊所内成功为患者实施了麻醉并手术，萌芽出后期日间手术的概念。日间手术的概念则是在 1909 年由苏格兰格拉斯哥皇家儿童医院的 James Nicoll 医生 (1864—1921) 首次提出，他通过总结与分析临床上在日间手术模式下完成的 8 988 例儿外科手术，如唇裂、疝、足部和乳突疾病等方面的手术，并将研究结果在 *The British Medical Journal* 医学期刊上发表，奠定了现代日间手术的基础和发展。Nicoll 的临床和管理理念超前，强调了大型医院与社区医院间联动的重要性，以及全科医生在日间手术中发挥的关键作用。但遗憾的是，因医疗安全不能得到保障，并且他的研究仅局限于小儿外科手术，总体来说未能得到业内同行的认可，导致日间手术在未来几十年的发展停滞不前。1955 年 Eric L. Farquharson 医生在权威医学期刊 *Lancet* 上报道了以日间手术模式完成的成人疝修补术，成功地推动了日间手术的发展，成为日间手术发展史上里程碑式的标志。伴随着医疗微创技术、麻醉药物和技术的进步，在医患供需矛盾的时代背景下，日间手术得以快速发展，如 1962 年在美国洛杉矶成立了第一个日间手术单元，1966 年美国的乔治·华盛顿大学和 1968 年罗得岛州普罗维登斯先后开设日间手术单元，1969 年在美国亚利桑那州菲尼克斯成立第一个日间手术中心等。在 20 世纪七八十年代，日间手术单元的数量逐渐增加，特别是在美国、加拿大、英国和澳大利亚。

三、国内日间手术发展简史

我国日间手术则是近 10 年才开始迅速发展的，1991 年我国香港开始尝试开展日间手术，2001 年武汉儿童医院开始针对儿童的 4 个病种实施日间手术，2002 年上海第一人民医院开展日间手术，2006 年上海申康医院发展中心规模化开展日间手术、2009 年四川大学华西医院开始规范化开展日间手术。巧合的是，早在 1955 年北京儿童医院因床位数量有限，不能及时地收治腹股沟斜疝的患儿，为了避免患儿在等待手术过程中出现疝内容物嵌顿造成的肠坏死或睾丸坏死等，北京儿童医院在 1955—1966 年，以门诊手术的形式治疗了 2 631 例腹股沟斜疝的患儿，当时虽没能明确地提出日间手术这个概念，但其本质是我国日间手术最早的自主性探索。直至 1990 年张金哲提出了"现代小儿门诊外科"的概念，这与"日间手术"有着异曲同工之处。

四、日间手术学术组织发展简介

日间手术规模化开展以后，相应的学术组织也随之建立，以规范日间手术的临床诊疗和同质化的管理。1974 年成立了独立日间手术中心进展委员会（FASC），后改名为联邦日间手术协会（FASA），其是国际日间手术协会

（IAAS）的前身。1989 年英国成立英国日间手术协会（BADS），该协会为医疗保健专业人员提供有关日间手术的教育，支持与日间手术相关的研究和质量改进项目，并为日间手术的推广提供平台。1995 年 IAAS 正式成立，是专注于日间手术技术和推广的国际组织，是由 9 个欧洲国家和中国香港地区代表成立的一个涉及外科、麻醉科、护理和管理的多学科协会，是以促进日间手术的发展、模式的扩展、教育培训和相关科学研究为目的的综合协会。2013 年我国成立了中国日间手术合作联盟（CASA），同年 5 月中国加入 IAAS，标志着我国日间手术规范、有序地开展。

　　不同国家和不同学术协会对日间手术的定义不尽相同，在英国和爱尔兰，日间手术的定义明确规定为患者的入出院能在同一天完成的手术，而不在医院进行过夜观察。超过 23 小时则归为住院治疗范畴。美国对日间手术的定义与英国接近，但是时间界限规定为不超过 23 小时。鉴于各国间因医疗体制、政策与国情的不同而对日间手术的定义不一致，在 2003 年法国巴黎的日间手术学术会议上将日间手术定义统一为：患者入院、手术和出院在 1 个工作日中完成的手术，不包括在医师诊所开展的手术或医院的门诊手术。而对于术后需要在医院过夜观察的模式，则建议称为 "延期恢复模式"。我国 CASA 对日间手术的定义为：入出院在 1 天（24 小时）内完成的手术或者操作，不包含门诊手术。如有特殊情况，住院最长时间不超过 48 小时。

五、小结

　　日间手术具有提高床位利用率、缩短入院前等待时间、降低医疗费用等诸多优点，现已在全球范围内广泛开展。不同国家之间日间手术的定义和内涵有所不同，我国与国外也并不完全一致，甚至国内不同医疗机构间对日间手术的定义至今也未达成一致。我们应发挥日间手术的长处，根据实际情况做出调整，用于缓解我国的医疗压力。

（蒋丽莎）

参考文献

[1] Nicoll JH. The Surgery of Infancy[J]. Paediatr Anaesth, 1909, 2(2542): 753–754.

[2] Jiang L, Houston R, Li C, et al. (2020a) Day surgery program at West China Hospital: exploring the initial experience[J]. Cureus, 2020, 12(7): e8961.

[3] Pham H, Chiong C, Sinclair JL, et al. Day-only elective cholecystectomy: early experience and barriers to implementation in Australia[J]. ANZ J Surg, 2021,91(4): 590–596.

[4] Ahmed TM, Rajagopalan P, Fuller R. A Classification of Healthcare Facilities: Toward the Development of Energy Performance Benchmarks for Day Surgery Centers in Australia[J].

HERD, 2015, 8(4): 139–157.

[5] 张金哲. 腹股沟疝的门诊手术[J]. 中华小儿外科杂志, 1990, 11（1）: 50–52.

[6] 陈亚军, 卞红强. 小儿外科日间手术在中国的建立与发展[J]. 中华小儿外科杂志, 2020, 41（8）: 673–675.

[7] 马洪升, 戴燕. 日间手术治疗模式国内外发展简述[J]. 中国医院管理, 2012, 32（001）: 47–48.

[8] 陆志聪. 日间手术在香港的发展[J]. 中国医院管理, 1997（7）: 31–31.

[9] 李艺萌, 章建明, 钟力炜, 等. 多维度看法国日间手术发展[J]. 华西医学, 2020, 35（2）: 28–33.

[10] 马洪升, 蒋丽莎, 刘洋, 等. 快速康复外科理念在日间手术中的实践[J]. 中国普外基础与临床杂志, 2015, 22（11）: 1384–1385.

[11] 吴佳男. 日间手术: 多重瓶颈下的自我修炼之路[J]. 中国医院院长, 2017.

第二节　肺癌日间手术的现状

近年来, 随着加速康复外科理念的应用和发展, 让部分胸外科患者实行日间手术成为可能。加速康复外科（enhanced recovery after surgery, ERAS）又称为快速康复外科（fast–track surgery, FTS）。其内涵是减少创伤对机体的应激反应, 促进机能快速康复; 外延体现在临床上降低并发症发生率并缩短住院时间。胸外科手术日间化也是 ERAS 理念实施的更进一步的集中体现。相对于住院手术, ERAS 理念下的胸外科日间手术具有明显的优势: 不仅减少院内感染, 尤其是耐药菌感染的机会, 而且术后回到相对舒适的家庭环境更有利于患者术后的康复。此外, 从卫生经济学角度出发, 日间手术联合 ERAS 理念还明显降低了患者的整体住院费用, 也实现了政府、医院和患者多赢的目的, 同时还节省了有限的医疗资源, 让更多需要手术、符合手术指征的患者有机会早日接受治疗。

一、实施肺癌日间手术的基础

在早期, ERAS 理念更多体现在普通外科手术患者围手术期诊治流程中的优化。随后, 基于腹腔镜微创技术的应用, 其在 ERAS 流程中的积极作用逐渐凸显。微创手术相较于传统手术具有的创伤小、疼痛轻、患者术后恢复快及住院时间短的特点, 不仅可以降低外科手术对患者造成的应激反应和减少并发症, 还明显提高了术后患者的满意度。

首先, 需将围手术期常规的 ERAS 措施应用于胸外科患者, 包括术前宣教、饮食管理、麻醉的评估和优化、术中控液、管道的管理、多模式镇痛方案和术后常见并发症的预防等。其次，针对胸外科患者围手术期相关的特殊准备采取相应的措施，包括①术前呼吸道准备：对于吸烟患者，建议至少完全戒烟2周，最好是4周；对于有800年支以上吸烟史的中重度慢性阻塞性肺疾病患者，建议术前进行药物联合物理康复的综合肺康复训练。②管道的管理：一方面是关于胸外科患者围手术期导尿管的管理。通常，日间手术患者尿管留置时间较短，减少了留置尿管后的日常护理工作，大大降低了护士在管道护理方面的工作负荷。另一方面是关于胸外科患者围手术期胸腔引流管的管理。我们可选用18F尿管代替28F引流管进行引流。其优势主要体现在：①没有增加术后与引流管密切相关的并发症（如住院期间胸腔积液或积气）；②术后引流量显著减少；③改善了术后第3天的肺功能状态；④引流持续时间、管口拆线时间及术后住院时间显著缩短；⑤引流管口Ⅰ级愈合率接近100%。ERAS作为一种新的理念，是对传统临床实践经验的系统性改变，但实施的过程中仍需要多学科的支持和质量控制。

二、胸外科日间手术在国外的开展状况

国外的临床研究者和医疗机构也在逐步探索和寻找胸外科手术在日间模式下的方向。最早有关肺叶切除手术实施日间模式的是来自Tovar等的临床研究，10例接受小切口辅助开胸肺叶切除手术患者中，有2例患者术后当天晚上经评估后即拔出胸腔引流管，6例患者术后第一天早上拔出胸腔引流管。10例患者术后均未出现相关并发症。随后，在2001年Tovar团队在其前期研究的基础上，以70岁年龄作为分界点，分别比较了小于70岁（年轻组）和大于70岁（老年组）患者在实施胸腔镜辅助小切口肺叶切除术中，实施日间手术的可行性、平均住院时间、术后并发症的发生率及死亡率。研究共纳入65例患者，其中大于70岁患者30例。所有患者中仅3例患者出现术后并发症，其中老年组有1例术后出现肺气肿，而年轻组中1例患者表现为术后声带麻痹，1例出现肺长期漏气而需要延长胸腔引流管带管时间。研究结果充分说明了微创外科技术和精准切除，以及围手术期流程管理优化的现代外科理念，为ERAS在胸外科日间手术开展和实施奠定了理论与实践基础，同时也确保不同年龄段人群出院后的安全和康复，在有效节约资源的情况下，全方位保证患者的治疗安全。法国和英国的研究者也报道了有关其首次开展胸外科日间手术的临床研究。手术均以全胸腔镜操作为基础，包括肺部良恶性结节的切除、肺活检术及胸壁手术。但各中心开展例数较少，同时没有明确提出具体的日间手术操作流程和方案，均是在探索和实践中前行。

三、胸外科日间手术在国内的开展现状

目前国内关于胸外科日间手术的报道，主要是针对肺部良性肿瘤和纵隔肿瘤切除、手汗症的治疗及原发性气胸的手术处理。

我们通过回顾性分析华西医院接受日间手术模式下胸腔镜手术的肺结节患者的临床资料，进一步分析及总结了纳入患者的基本情况、手术时间、术中出血量、安置胸腔引流管时间、术后疼痛评分、住院费用和术后并发症等内容。该研究共纳入患者 29 例，均在日间手术模式下顺利完成胸腔镜手术（VATS）。其中男性 5 例，女性 24 例；年龄 21~53 岁，中位年龄 30 岁；肺结节最大径不超过 1 cm 者 20 例（69.0%），1~2 cm 者 9 例（31.0%）；术后病理诊断：腺癌 20 例（69.0%），炎性结节 6 例（20.7%），肺泡上皮增生 3 例（10.3%）。29 例患者平均手术时间为 78.14 ± 16.37 分钟，平均术中出血量为 38.15 ± 23.04 mL，平均胸腔引流管安置时间为 577.45 ± 233.70 分钟；术中均无中转开胸、大出血。患者均无血胸、乳糜胸、肺不张等其他并发症发生。术后第 30 天电话随访，以上院外对症处理气胸、心率增快、尿潴留患者均无复发，持续咳嗽患者症状明显好转，不影响日常生活。无术后 30 天内日间手术相关死亡发生。该研究为日间手术模式下 VATS 肺叶切除治疗早期非小细胞肺癌（non-small-cell lung cancer，NSCLC）的安全性和可行性提供了依据，缩短了早期 NSCLC 患者手术等待的时间，有利于患者的生存预后。

其次，我们通过总结华西医院初期肺癌日间手术资料，单个医疗组连续收治行肺手术患者 150 例，最终纳入研究患者 48 例，其中住院手术患者（inpatient surgery group，ISG）28 例和日间手术患者（day surgery group，DSG）20 例，同时分析两组患者平均住院日、住院费用及并发症等相关数据。总结两组患者临床资料发现，两组患者在术后相关并发症发生率（5% vs 3.6%，$P=0.812$）及术后不良反应（10% vs 17.9%，$P=0.729$）差异均无统计学意义。日间手术组的住院治疗费和住院总费用均显著低于住院手术组，但材料费在日间手术组和住院手术组无统计学意义。

上海市肺科医院谢冬等研究者收集了 517 例行肺部手术的日间手术患者临床资料，分析发现，所有患者中，男性 156 例（30.2%），女性 361 例（69.8%）；年龄 46.4 ± 10.9 岁。45 例行 VATS 单孔肺段切除，472 例行 VATS 单孔楔形切除。术后病理诊断浸润性腺癌 20 例，微浸润腺癌 199 例，原位癌 251 例，不典型腺瘤样增生 21 例，良性疾病 26 例，均未发现淋巴结转移。围手术期无死亡病例，术后肺不张 1 例，术后肺漏气时间延长 3 例，胸腔积液 2 例。总结临床结果提出，简单的肺段切除手术，特别是经典的

下叶背段切除、右肺上叶后段切除、右肺上叶尖段切除等，这部分手术操作较为简单，术后并发症发生风险较低，适宜开展日间手术。其次，统计医疗费用发现，日间手术患者在门诊即完成术前检查，术前住院等待时间短，术后平均住院天数不足 2 天，促进了医院的床位周转，降低了医疗费用。同病种的日间手术患者与传统手术患者比较，总费用降低 29.93%，药费降低 30.42%，平均住院天数降低 53.53%，在费用控制和加强床位利用率方面体现了巨大的优势。

总之，上述研究结果充分说明了微创外科技术和精准切除，以及围手术期流程管理优化的现代外科理念为 ERAS 在胸外科日间手术开展和实施奠定了理论与实践基础，同时也确保不同年龄段人群出院后的安全和康复，在有效节约资源的情况下，全方位保证了患者的治疗安全。

四、肺癌日间手术实施面临的困难与对策

尽管胸外科日间手术模式已经逐步开展起来，但患者的安全依然是我们最重要也是必须考虑的问题。肺手术后出血和肺持续漏气是重要且常见的并发症。虽然行胸外科日间手术的患者大多数于手术当天下午或晚上拔出胸腔引流管，但密切观察引流量及严格评估拔管指征依然是及时发现肺术后出血的重要方法。针对肺部持续漏气的处理，术前应对患者、家属及其护理者进行全面的教育和依从性评估，同时评估胸外科患者进行日间手术的可行性，主要包括疾病因素和患者自身条件的评估，应由外科医师、麻醉医师、专科护士和看护者等共同完成。患者术前的全身情况及其他合并症（高血压、糖尿病等）均会对术后的恢复造成影响。全面评估患者的生理、精神状态和生活自理能力也非常重要。术中应对余肺断面严密闭合或给予防肺漏气生物材料。术后可给予低压力负压吸引。充分运用好分级诊疗体系，真正做到手术在医院，康复在社区或家庭，使患者在家庭医生、社区医院、专科医院之间合理流动。

（沈　诚）

参考文献

[1] 董映显，朱道君，车国卫，等.肺癌日间手术操作流程与临床应用效果分析[J].中国肺癌杂志，2020, 23（2）.

[2] 谢冬，陈昶，朱余明，等.日间手术及加速康复外科用于早期肺癌微创外科517例的探索与实践[J/OL].中国胸心血管外科临床杂志，1-7.

[3] Tovar EA. One-day admission for major lung resections in septuagenarians and octogenarians:

a comparative study with a younger cohort[J]. Eur J Cardiothorac Surg, 2001, 20(3): 449–454.

[4] 车国卫. 加速康复外科: 肺癌手术日间化现状与策略[J]. 中国肺癌杂志, 2020, 23 (1):
1–4.

第三节 肺癌手术日间化的优势与挑战

微创技术和 ERAS 理念的融合共同促进外科手术向更小创伤和更低风险发展。外科设备、技术和理念的更新，外科治疗的临床观念和操作流程优化，可以使部分外科住院手术达到日间化标准。外科手术日间化的优势体现在加快病床周转、提高医疗资源使用效率、减少院内感染等方面。同时也有助于探索适应现代外科技术和理念的围手术期管理流程，减少医疗干预，增加医疗服务，提高患者就医满意度。此外，还可使患者在家庭医生、社区医院、专科医院之间合理流动（分级诊疗）并得到优质服务的途径。华西医院胸外科目前开展的日间手术，倾向于简单的手术。关于肺癌手术日间化，以下是我们面临的主要课题：一是探寻肺癌手术日间化的必要性及可行性；二是如何建设肺癌手术日间化的团队及平台；三是围手术期流程如何优化；四是如何利用现有的分级诊疗体系保障患者的治疗安全。

一、肺癌手术日间化的必要性与可行性

目前我国整体的医疗规范及医疗同质化水平、分级诊疗制度与国际先进国家和地区还存在一定差距，在现有医疗环境下发展日间手术，必须要在保障医疗安全及质量的前提下，才能最大限度地追求日间手术管理模式要求的患者 24 小时内出院的高效率治疗模式。日间手术为部分中、小手术患者提供了一种新型医疗服务，由于同时涉及手术、麻醉及围手术期管理等多个环节，所以日间手术的开展在我国仍处于起步阶段。

肺癌手术有转为日间手术的必要性吗？从我国国情和患者自身情况看：一是由于当前中国医疗国情存在医疗资源分布不均衡的情况，导致患者仍习惯于挤大医院、找名专家，出现"看病难、看病贵"的现象。在这种状况下，大医院或专科医院只有通过加速患者周转，从而提高效率；二是肺癌的疾病谱也在发生变化，体现在人们对健康体检的重视和低剂量螺旋 CT 的临床应用上，肺部检查的准确性提高，使很多肺癌患者在年轻时就被诊断出来，相对于老年患者（合并疾病多），年轻肺癌患者围手术期风险相对降低。从患者（避免患者去挤大医院，又能得到团队合理、便捷的治疗）和社会（使

患者身心都尽快回归正常生活和社会）角度看，都需要我们开展并推行部分肺癌患者手术日间化。

肺癌手术日间化有可行性吗？首先是早期肺癌患者增多，手术复杂性相对降低，麻醉及术中风险也较低。其次是 ERAS 理念及微创技术的充分应用使患者术后快速康复，也使术后康复在社区和家庭成为可能。再次是麻醉技术、术中操作、疼痛控制技术、医疗管理和护理流程的优化，极大地减少了医疗干预，使患者术后康复加快，为患者围手术期的快速康复和医疗安全提供了保障。最后各家医院的日间手术中心所拥有的信息技术、随访机制也为患者术后在社区或家庭康复提供了应急处理、便捷、安全的途径。所以，从目前状况看，在我国部分医疗中心开展肺癌日间手术，从技术及操作上是可行的。

二、肺癌手术日间化的平台及团队建设

结合国内的实际医疗情况，中国日间手术合作联盟强调日间手术是对患者有计划地进行除门诊手术外的手术和操作。在现有医疗环境下发展日间手术，应有医疗团队及日间手术中心平台作为保障医疗安全及质量的前提。

肺癌手术日间化的平台（管理模式）及团队如何建设呢？我国日间手术的管理模式分为集中管理、分散管理、集中管理与分散管理并行三种模式。集中管理是指建立专业的综合管理病区，集中收住院、安排手术和术后护理及随访一体化的管理模式。四川大学华西医院日间手术采取的是集中管理模式，而肺癌日间手术更接近集中管理、分散管理相结合的模式，从而最大限度发挥各学科优势，即日间手术中心负责术前准备、麻醉评估、围手术期管理和术后随访；同时胸外科派出医生全程参与，并制定肺癌患者日间手术标准、手术方法、管道操作方案、申请伦理及医生准入标准等。

肺癌手术日间化团队如何组建呢？总结肺癌住院手术患者日间化管理经验，需要胸外科、麻醉科、日间手术室、疼痛科、营养科、康复科、日间手术中心的医生及护理人员共同组成。具体分工如下：胸外科医生评估患者是否能够进行日间手术（目前主要依据年龄和肿块大小进行判定），并完成术前检查及术前准备、手术操作、术后管理。麻醉科医生在门诊完成麻醉评估，并制订麻醉方案及注意事项；疼痛科医生在门诊根据患者情况，制订合理的围手术期及术后疼痛管理方案，目前主要采用术中肋间神经阻滞方法（切口上下三个肋间），不用镇痛泵；术后辅以静脉推注非甾体类镇痛药（如氟比洛芬酯和帕瑞昔布钠），必要时口服非甾体类镇痛药。由营养科医生对患者的饮食进行专业化管理，例如术前给患者喝清流质饮食，术后 2 小时会为患者准备开胃汤，有助于患者胃肠功能快速恢复，改善头晕的症状，

并且为患者制定术后食谱，给予出院后饮食指导。由康复科医生负责术前心肺功能评估、术后运动及咳嗽管理和出院后居家康复。由日间手术中心医护团队负责围手术期管理并根据病情协调各个科室及时处理紧急情况。肺癌手术日间化成功实施需多学科团队协作，离不开"医、护、麻"等相关科室的全力合作。"虚拟团队"在日间手术整个围手术期发挥了重要作用，既分工又协作，不仅提高了医疗质量，也保障了患者安全；同时，还方便患者就医，减少医疗费用。

三、肺癌手术日间化操作流程需要优化

肺癌手术日间化的总原则是"减少医疗干预，增加医疗服务"。肺癌日间手术和住院手术目前均以微创手术为主，但日间手术更加强调术前精准评估、术中合理优化、术后按需服务。一是术中强调尽量缩短麻醉和手术时间，比如术前麻醉评估气管插管的难度，呼吸道的准备（如戒烟、肺康复训练等）。二是术中手术器械的优化，缩短非手术过程而增加的手术时间（如器械准备不到位、清点器械时间、不必要器械的安装与拆卸等），手术方法也以缩短手术时间作为主要考虑因素。三是减少各种管道的应用：尽量不使用尿管，术后如果出现尿潴留，马上采取热敷、诱导处理，并尽量使患者自行排尿。胸腔引流管目前采用18F硅胶双腔尿管，其优势是管腔透明，管径粗细可以满足引流气体和液体，且因管腔内囊腔可注水，而不需要在切口处缝线固定，可减轻术后疼痛且不影响切口愈合。四是控制麻醉液体，合理使用抗生素。五是做好镇痛工作，尽量减少阿片类药物的应用，优先选择副反应小且效果好的药物。六是减少不必要的心电监护：按需提供服务，按需调整医疗干预，按需给患者检查。我们不把患者"捆"在床上，是为了给予患者更多方便和自由。

四、利用"分级诊疗-日间手术"模式保障患者安全

日间手术短、平、快的模式特点和出院后延续服务是保障医疗质量和实现患者快速康复的重要举措。四川大学华西医院日间手术中心以护理为主导开展日间手术出院后延伸服务。主要有以下举措：一是术前宣教、沟通，通过术前交流，说明日间手术的特点及注意事项，利用公众号普及一些术后问题的处理知识，减少患者内心的顾虑。二是建立追踪随访制度，出院后由专人对术后患者进行电话随访，利用QQ、微信等互联网信息平台在线沟通，时刻关注患者术后的康复情况，而且患友之间能够相互交流和鼓励。三是与基层医疗机构建立了系统的转诊合作，实现患者随访信息无缝对接。四是利用远程会诊平台，实现患者手术在专科医院，康复在基层；外地患者可就近到

社区医院进行诊治，避免路途奔波。

五、肺癌日间手术临床应用的优势与前景

肺癌日间手术的开展，不仅方便了患者就医、节约了患者的医疗费用，而且能够让患者迅速回归社会和生活，有利于患者的身心健康。同时肺癌日间手术的开始，标志着 ERAS 理念的真正实现。减少医疗干预，增加医疗服务，让患者真正体会到个体化与人性化的医疗服务，提高患者就医满意度，是日间手术临床应用的真正意义的体现。肺癌日间手术的实现，能够促进患者在家庭医生、社区医生、专科医生之间合理地流动，改善医疗服务，合理配置各级医疗资源，实现患者、医院、社会的共赢局面。

肺癌日间手术的患者，总费用比住院手术至少要降低 20%。患者的就医感受度和满意度都提高了，患者对日间手术的满意度最高能达到 95%。肺癌日间手术能使医院紧张的医疗资源利用最大化，能够更好地为更多患者提供优质的服务，真正实现了患者利益最大化利用。肺癌手术日间化是"医、护、麻"等相关的科室全力合作的结果，真正做到了以临床上常见问题为导向，以患者为中心，多方共同解决患者的问题，提高医疗护理质量。因此，多学科团队协作，"分级诊疗 – 日间手术"模式的推进，必将引领肺癌日间手术更好、更快发展！

（车国卫）

参考文献

[1] Li S, Zhou K, Che G, et al. Enhanced recovery programs in lung cancer surgery: systematic review and Meta–analysis of randomized controlled trials[J]. Cancer Manag Res, 2017, 9: 657–670.

[2] 毕琪, 骆华杰. 1997—2017年基于CNKI数据库的日间手术文献计量分析[J]. 中国医院, 2019, 23（1）: 34–37.

[3] 张磊, 王小成, 赵晓燕, 等. 四川大学华西医院日间手术临床路径管理基本规范[J]. 华西医学, 2019, 34（2）: 150–154.

[4] 刘洋, 张一敏, 王小成, 等. 四川大学华西医院日间手术出院后管理规范[J]. 华西医学, 2019, 34（2）: 137–139.

[5] 陈相军, 宋应寒, 陈敏, 等. 四川大学华西医院日间手术质量和安全管理规范[J]. 华西医学, 2019, 34（2）: 155–158.

[6] 林琳, 戢艳丽, 车国卫, 等. 肺癌胸腔镜肺叶切除术后不同药物镇痛效果的随机对照试验[J]. 中国胸心血管外科临床杂志, 2017, 24（11）: 830–834.

[7] 杜娜, 饶志勇, 车国卫, 等. 肺癌术后短期中链甘油三酯饮食临床效果的前瞻性随机研究

[J]. 中国肺癌杂志, 2016, 19 (12): 821-826.

[8] 林嵘嘉, 车国卫, 徐志华, 等. 中文版莱斯特咳嗽问卷的改良及验证[J]. 中国肺癌杂志, 2017, 20 (7): 467-472.

[9] 涂雪花, 张祥蓉, 郝淼, 等. 胸腔镜肺叶切除术器械包需要优化吗? [J]. 中国胸心血管外科临床杂志, 2018, 25 (11): 967-970.

[10] 杨思悦, 苏兰, 龚仁蓉, 等. 胸腔镜肺叶切除术: 器械包模块化应用的临床评价[J]. 生物医学工程与临床, 2014, 18 (3): 255-258.

[11] Lai Y, Wang X, Zhou H, et al. Is it safe and practical to use a Foley catheter as a chest tube for lung cancer patients after lobectomy? A prospective cohort study with 441 cases[J]. Int J Surg, 2018, 56: 215-220.

[12] Li P, Shen C, Wu Y, et al. It is safe and feasible to omit the chest tube postoperatively for selected patients receiving thoracoscopic pulmonary resection: a Meta-analysis[J]. J Thorac Dis, 2018, 10(5): 2712-2721.

第二章

肺癌日间手术单元的建设与支撑

第一节　门诊和预约

一、肺癌日间手术门诊系统

（一）胸外科门诊

胸外科门诊主要工作内容包括：

1. 胸外科医生对肺结节就诊患者进行评估，通过医患之间的直接交流，了解患者现病史、既往史、相关查体与检查等重要信息。胸外科医生对就诊患者是否满足日间手术标准进行评估，根据评估结果决定患者是否具备日间手术条件。

2. 若患者具备日间手术条件，且征得患者同意进行日间手术，医生将患者手术纳入手术排程，并在术前2周联系患者，开出日间专科入院证，并于门诊开具术前检查单及预约麻醉门诊。

3. 胸外科医生为肺癌患者开展术后复诊及症状评估，通过专科复诊，了解患者预后情况，判断是否需要进一步医疗干预，并为患者提供下一次复诊建议及交代近期相关注意事项。

（二）麻醉科门诊

麻醉科门诊的设立对于肺癌日间手术单元的建设与支撑作用主要有几下点。

1. 麻醉医师根据患者主诉及术前检查结果了解患者，评估患者手术耐受情况。

2. 提前确定是否需应用特殊麻醉方法，并识别出易于发生麻醉、手术后并发症的患者（如困难气道、恶性高热易感人群），以便采取相应措施预防并发症的发生。

3. 确定是否有会导致围手术期不良事件的术前合并症，以便给予相应的指导和治疗，以降低围手术期不良事件的发生率。

4.通过麻醉评估的患者便可到日间手术接待处预约手术时间；未通过麻醉评估的患者，将联系胸外科医生重新评估或重新制订手术方案。

（三）康复科门诊

康复科门诊作为肺癌日间手术的常规门诊，主要作用有以下几点。

1.术前对患者进行运动心肺功能评估，通过运动心肺功能评估结果判断患者手术耐受情况。

2.通过康复训练指导及术后康复评估，加速患者术后康复，并通过指导患者在家或社区进行康复训练，减少术后伴随症状，提高生活质量。

（四）疼痛科门诊

疼痛科门诊虽不作为肺癌日间手术的常规门诊，但对于部分术后切口或其他部位严重疼痛患者，起着十分重要的作用：肺癌日间手术患者出院后随访期间若出现严重疼痛，会嘱患者于疼痛科门诊就诊，通过疼痛科专科医生评估患者病情，及时予以专业对症处理，以避免急性疼痛向慢性疼痛转变，影响患者生活质量（图2-1）。

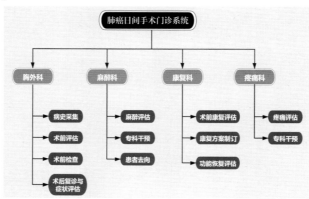

图2-1 肺癌日间手术门诊系统

二、日间手术预约系统

手术预约作为肺癌日间手术的环节之一，为患者日间手术的顺利进行提供了必要的保障，与其他日间手术的预约并无太大差异，目前也主要通过日间手术预约系统完成。胸外科医生通过门诊患者筛选，将符合日间手术标准且有日间手术治疗意愿的患者信息录入患者信息库。通过系统排程，在术前2周通过电话联系患者进行日间手术相关准备及手术预约。在整个日间手术预约系统中，胸外科门诊、麻醉科门诊、日间手术预约中心、日间手术室、日间手术病房相关医务人员均参与其中（图2-2）。

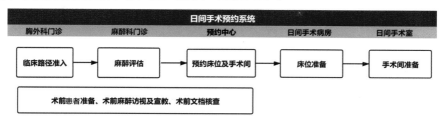

图2-2 日间手术预约系统

1. 胸外科门诊医生通过患者诊断及常规检查，判断患者是否符合日间手术标准。

2. 麻醉科门诊医生通过符合日间手术标准患者的术前检查，判断患者日间手术耐受情况。

3. 符合麻醉要求和手术标准的患者，门诊医生会提交日间手术预约申请。

4. 日间手术中心进行床位和日间手术室的预约。

5. 日间手术病房完成床位计划和准备。

6. 日间手术室完善日间手术间计划和准备。

7. 术前患者准备、术前访谈及宣教、术前文档核查由手术医生、麻醉医生、日间手术预约中心医生共同完成。

（董映显 王鑫）

第二节 病房配置与要求

日间手术是由传统住院手术发展而来的，因此日间手术配套设施是在医院现有设备基础上改进获得的。随着肺癌手术难度的增加，患者术后并发症风险随之升高。完善的肺癌日间手术病房设施，在为患者提供安全、快捷、高效的医疗服务需要的同时，能尽可能为患者创造温馨、舒适的就医环境。

一、日间手术中心整体布局

（一）日间手术中心的功能布局形式

肺癌日间手术中心采用集中独立式布局，将日间手术治疗相关的功能区域整合在一起，包括日间手术预约随访中心等综合服务功能区、日间手术室、日间手术病房，独立于门急诊、医技和住院病房，形成相对独立的日间手术治疗功能区。独立式布局的日间手术中心模式能有效地提升医院管理效率。

（二）日间手术中心各功能区设计

1. 综合服务区

综合服务区是患者预约手术，办理入院、出院手续的区域，主要完成患者预约咨询、术前宣教、出入院登记、收费等功能，位置选择在临近门诊，患者及家属易识别、易到达的地方。肺癌日间手术患者在专科门诊就诊之后，门诊医生开具相应检查单及入院证，在门诊完成相应检查及麻醉评估之后，即可在综合服务区内的日间手术窗口完成手术预约，预约处工作人员会根据患者的手术类型，进行相应的入院前健康宣教，并指导患者办理入院手续。

2. 日间手术室

日间手术室与日间手术病房相邻，在同一楼层由走廊相连，便于患者转运以及抢救。走廊两端均设刷卡式门禁设置，由医务人员开启。走廊一侧尽头为手术室等候区，病房护理人员及手术室工作人员在病房进行术前交接后，手术室工作人员将平车推送至此，再由手术室护理人员、麻醉科医生共同核查后方可将患者送入手术室。术后患者麻醉复苏后，再由复苏室护士、手术室工作人员用平车推送至病床，与病房护士床旁交接。日间手术室与日间手术病房相邻，既节省了转运时间，提高了周转效率，又保障了患者转运途中的安全（图2-3）。

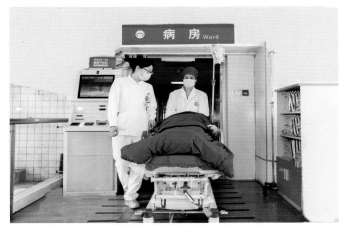

图2-3　通过日间手术区走廊转运患者

3. 日间手术病房

日间手术患者在 24 小时内即进行周转，医、护、患人员流动频繁，人流量相对普通病房较大，因此宜选择在医院主要病区外的住院楼建立肺癌日间手术中心。建议选择较低楼层，具有独立的出入口路线、单独的门禁管理及明确的路标指引。这样既缓解了住院病房的交通压力，也保障了日间手术患者围手术期的管理效率。

二、日间手术病房总体布局

（一）日间手术病房设备设施

1. 床位配置

日间手术病房床位配置不仅与开展的日间手术种类、级别及治疗护理工作量相关，同时应该与日间手术室的数量相匹配。可根据科室整体情况，将病房设置为双人间及少量单人间，安静舒适的环境有利于患者术后康复。根据患者性别、手术种类、病情严重程度进行合理的床位安排，注意病情较重者宜安排在离护士站较近的地方。

2. 基本设施

病房设施配置主要包括床单元、移动床旁桌、床旁隔帘、移动输液杆、电视机、饮水机等。应注意配备可调节体位的多功能病床，便于患者术后体位的调节，从而有利于术后引流、预防深静脉血栓形成等，更好地促进患者康复。床头均设多功能设备带，包括中央供氧、中央吸引、呼叫器、床头照明灯等设备；卫生间及走廊均设扶手，防止患者活动过程中发生跌倒。术后除常规氧气吸入外，还需在病房备好心电监护仪、床旁负压吸引器等，当患者术后出现并发症时，能积极进行抢救处理，保障术后安全。

（二）等候区设备设施

1. 出入院等候区

在出入院等候区设置舒适的座椅，提供饮水机、微波炉等设备，摆放绿色植物，以便营造亲切、平和的气氛，尽可能为患者提供方便，并舒缓患者术前焦虑不安情绪。出入院等候区主要进行入院办理、床位安排、咨询答疑、出院结算等。

2. 首台等候区

根据手术排程，预约中心通知患者分批次分时段进入病房。所有首台患者有严格的入室时间，因此应设置首台等候区进行当日第一台手术的术前准备，如签署相关医疗文书、等候交接等。根据日间手术量和手术间的配比，等候区应设置相应数量的座椅、输液杆、床头标识栏、可移动桌及家属陪伴区。首台患者接送完毕后，该区域还可以作为门诊手术观察区域。

3. 手术等候区

病区与手术室走廊连接处为手术等候区。此处应设置有相应座椅、方形茶几及物品寄存柜，方便家属在此休息等候。

（三）护士站设备设施

日间手术病房前后两端分别设置有护士站，前后护士站分别对应不同的电梯出入口，出入口采用刷卡式的门禁系统，保障病区安全，也便于医护了解患者出入情况。护士站均为半开放式，设置有电话、电脑、打印机等。护士站紧邻第一治疗室及医生办公室，便于治疗和护理工作安排（图2-4）。

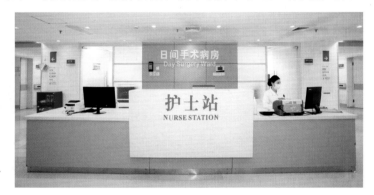

图2-4 护士站

（四）安全设备设施

1. 消防通道

在病区所有电梯旁，均设置有消防楼梯通道。当发生火灾时，此处门禁系统将自动失效并打开，节省逃生时间。病区连接处设置有防火卷帘门，防止火灾蔓延。

2. 消防栓装置

病区楼梯口、走廊、电梯处及手术室入口处均安置有消防栓装置，此处不可遮挡并设有醒目文字标识。每年医院、科室均应安排相应的火灾应急演练，提高员工安全意识。

3. 烟雾报警装置

病区多处安装烟雾报警器。当发生火灾时，烟雾报警器将自动识别，进行喷水处置。

4.一键式报警装置

病区前后护士站均安装有一键式报警器。当有危害人员安全事件发生时，可随时触动一键式报警器，安保人员就会立刻进入病房进行查看和处理。

（五）辅助用房设置

辅助用房包括一治疗室、二治疗室、医生办公室、医护人员值班室、公用卫生间、污洗间、库房等。辅助用房的设置，均根据使用功能进行合理的布局。如治疗室与护士站相邻，抢救车放置在一治疗室进门处，便于及时取用；污洗间设置在通风良好且相对隐蔽的地方；库房设置在方便取用物资之处。

三、肺癌日间手术病房团队组织结构

（一）医师管理团队

医师管理团队主要由胸外科、手术室、麻醉科和日间手术病房医生组成，由日间手术病房专人负责与专科医生进行衔接，共同制定规范的临床路径、准入制度、紧急预案等，实行专人专病管理，将日间手术流程优化、资源利用、质量、效率与效益相结合，确保医疗质量和安全，使患者整个治疗过程规范化。门诊医生主要评估患者是否符合日间手术病房纳入标准，符合条件者开具术前检查及入院证，并向患者及家属讲解肺癌日间手术基本流程。当患者入院后由手术医生团队与患者及家属进行术前沟通谈话，并进行手术部位标记。术后及时查房，根据术中情况与患者及家属积极沟通，确认下一步治疗方案。病房医生根据临床路径开具医嘱，术后针对患者情况及时评估，特殊情况进行相应处理；针对未达到出院标准的患者，与手术医生沟通后确认转入专科病房或相应社区进行康复治疗。

（二）护理团队

肺癌手术患者入住日间手术病房之前，由专科病房的医护人员对日间手术病房护理团队进行相应培训，日间手术病房的护理人员也会进入专科病房进行学习，共同制定符合日间手术特色的规范的健康宣教模板。当患者入院后护理人员向患者及家属进行术前、术后健康教育，并参与手术医生查房，针对特殊患者遵医嘱进行处理。除此之外，护理团队还应成立血糖、疼痛、血栓、管道等专项护理小组，从各个方面保障患者安全，促进患者康复。

（三）预约随访团队

符合肺癌日间手术准入标准的患者，完成术前检查之后由预约护士进行手术预约、手术排程及入院前宣教。患者出院后由专业的随访护士进行随访，做到专人、专科、专访，如遇到特殊情况及时与手术医生进行沟通，积极进行相应处理。

（四）"医、护、麻"一体的快速康复团队

加速康复的治疗是以患者为中心、强调高质量的医疗与护理。影响术后患者康复的主要原因包括疼痛、应激反应、器官功能不全、体弱、饥饿、不能活动及各种导管的限制等因素。基于ERAS标准，应建立肺癌日间病房的"医、护、麻"一体的快速康复团队，根据术种，制订了具有日间特色的快速康复方案，多模式镇痛、早期下床活动、缩短禁饮时间、围手术期液体管理，以有效减少手术患者的生理及心理的创伤应激，减少术后并发症发生。

（戴燕　黄明君）

参考文献

[1] 马洪升.日间手术[M].北京：人民卫生出版社,2016.
[2] 闻大翔,李天佐,郭曲练.日间医疗麻醉与加速术后康复[M].上海：世界图书出版公司,2018.

第三节　手术室配置与要求

一、概　述

随着医疗技术的不断发展，日间手术覆盖范围逐渐扩大，尤其在引入了ERAS理念后，经过严谨的评估、筛选，部分三、四级手术也纳入了日间手术的范围，比如肺癌日间手术。为更好地保障肺癌日间手术的开展与发展，保证手术患者的安全，手术室的配置应达到一定的标准。

二、日间手术室的环境布局

日间手术室宜与日间手术病房相邻，并与恢复室处于同一平面或上下楼

层，以便提高手术效率。根据医疗机构自身的需求设置手术室的规模，根据手术量、手术类型与级别确定手术间的数量与空气洁净级别。建筑要求应符合国家相关行业标准。内部布局符合功能流程便捷及洁污分明的原则，包含洁净手术间和辅助用房。实施肺癌日间手术的手术室应属于标准洁净手术室。

三、肺癌日间手术间的仪器设备要求

日间手术室的仪器设备需能够满足各类手术的使用要求，各项设施条件应不低于住院手术室，且抢救设备配置齐全。肺癌日间手术间的配置要求如下表。

表2-1　肺癌日间手术间配置要求

装备名称	最低配置数量	要求
无影灯	1套	根据手术室面积和手术要求配置，宜采用多头型无影灯，控制面板位于送风面之上，距离送风面不应小于5 cm
手术台	1台	应沿手术室长轴布置，满足手术的要求
医用气源装置	2套	应分别设置在手术台患者头部右侧吊塔和靠近麻醉机的墙上，距地面高度为1.0~1.2 m
麻醉气体排放装置	1套	宜设在麻醉吊塔或壁式气体终端上
计时器	1套	应兼具麻醉计时、手术计时和一般时钟计时功能，应有时、分、秒的清楚标识，并配置计时控制器。停电时能自动接通自备电池，自备电池供电时间不低于10小时。计时器宜设在患者不易看到的墙面上方
麻醉柜	1个	宜嵌入手术台头端墙上合适位置
器械柜	1个	宜嵌入手术台脚端墙内方便的位置
药品柜	1个	
净化空调调控面板	1块	宜设置于手术车入口门侧墙上

除洁净手术室的基本装备外，实施肺癌日间手术的手术间需满足以下要求：手术台宜配置电动手术台，可按需求调节手术体位；应配置观片灯或显示屏，宜设置在术者对面的墙壁上，并与术者视线平齐；配备腔镜系统，并有副显示屏，副显示屏可设置于墙壁上；根据手术需求配置动力系统，如高频电刀、超声刀等；手术间内部或邻近处应设置保暖柜，提供温热冲洗液；

在条件许可的情况下，可配置输液加温器、暖风机等。

在此基础上，可根据实际情况增加辅助设备，如免提对讲系统、记录板等。

（朱道珺）

第四节　团队建设

团队建设是保障日间手术顺利完成的基础。肺癌日间手术与普通择期手术无异，其硬件配置要求和围手术期管理要求相对较高，而日间手术模式的特点是住院时间短、床位周转快，涉及的科室和职能人员较多。因此，肺癌日间手术对整体团队建设和协作能力提出了更高的要求，团队构建需要胸外科、日间手术中心、麻醉科、康复科、营养科、社区医院共同组成的，各个科室术业有专攻、各司其职地发挥专业的优势，可以提高日间手术流程管理的专业化程度和工作效率，使肺癌日间手术在各个环节能有条不紊地高效运行，保障日间手术的治疗和安全，让患者获益最大化。可以说，肺癌日间手术能否成功开展，在于各个团队能否高质量地完成本职工作，能否高效地相互配合，能否将保障患者安全的细节做到极致。日间手术考验的不仅仅是胸外科团队，更是医院的综合能力。团队建设与合作的前提是需要打破学科壁垒，让不同科室人员以患者为中心共同努力，管理者需要重视团队每个成员的劳动价值，这样才能增强团队的凝聚力，促进日间手术欣欣向荣地发展。

根据日间手术各团队人员的岗位职能，医生的岗位包括门诊、住院、手术、麻醉、营养、康复、社区等相应岗位，护士的岗位包括手术预约排程、术前宣教、病房、手术室、随访等相应岗位。团队成员需要高质量完成本职工作，并需要及时沟通讨论工作中存在的问题，快速制订解决方案，让肺癌日间手术进程顺畅。

一、团队职能

（一）胸外科

胸外科医生是肺癌日间手术的主要执行者，门诊是胸外科医生筛选患者实施日间手术的首要环节。根据四川大学华西医院回顾性数据分析显示，该院肺磨玻璃结节切除恶性率为92.6%，绝大部分患者符合手术治疗要求。因此，严格把握肺结节的手术指征，提高术前诊断的精准度，有利于合理利用医疗资源，避免过度治疗。对于拟行肺癌日间手术的患者，根据患者年龄、合并疾病、现病史、既往史等资料，结合肺癌日间患者准入标准，可初步判定患者是否符合日间手术条件，以推荐适合的患者开展日间手术，并开具术前相关检查和入院证，指导患者进入后续步骤。

此外，胸外科医生需要在门诊向患者告知日间手术的特点和流程，并以患者自愿选择日间手术为原则。日间手术虽然在我国开展已经超过10年，但肺癌日间手术开展历程相对较短，患者的理解和接受程度相对不高，加之肺癌手术属于高级别手术，多数患者仍对肺癌日间手术的安全性和术后恢复充满疑虑，部分患者甚至是为了获得知名主刀医生的手术机会，而"不得已"选择肺癌日间手术。因此，胸外科医生需要在较紧张的门诊时间中，让患者认识到肺癌日间手术的优势和安全性，充分解答患者的疑问，让患者自愿选择日间手术。门诊面诊患者的时间有限，建议配置门诊助理协助解答拟行日间手术患者的问题，可以有效提升患者就诊满意度，缓解患者进入日间手术的焦虑情绪，以降低患者手术爽约率。最后，门诊病历是患者进行医保结算的重要凭证之一，需要规范完整地记录。

开展日间手术的胸外科主刀医生须通过日间手术管理委员会的审批和授权以获得资质。首先，需要具有独立开展各类胸腔镜肺癌切除术的资格；其次，至少主刀过200例胸腔镜肺癌切除术，能熟练处理术后并发症和紧急情况。手术助手需要熟悉胸腔镜肺癌切除术的各项流程，与主刀医生配合熟练默契，具有较丰富的患者管理经验。

胸外科医生还需要核实患者术前检查结果，明确病灶位置和手术方案，并完成术前谈话，签署手术知情同意等文书。术前谈话除了告知患者常规注意事项外，还需强调肺癌日间手术的要点，包括术后早期活动、饮食、康复、随访等。手术结束当日和手术次日晨，上级医生需要带领查房，并指导住院医生工作，对患者出院条件进行评估。患者出院随访中若出现需要医疗处理或再次住院的并发症，胸外科医生需要及时协调处理。

（二）日间手术中心

日间手术中心是肺癌日间手术的承担者，四川大学华西医院以集中收治集中管理模式为主，院内有独立的病房、手术室和医护团队。这对日间手术中心的医护人员提出了更高的要求，需要快速熟悉手术患者围手术期管理流程，工作中的问题要及时沟通解决，做到与专科医护同质化管理。病房医生负责接待新入院的患者，熟悉患者病史和手术安排，及时完成"24小时日间手术病历"和相关文书，按照临床路径开具医嘱、办理出院手续等。此外，病房医生还需要及时巡查病房，加强对术后患者的观察，解答患者疑问，主动发现问题并及时汇报，协助专科医生拔除胸腔引流管等。若发现患者出现并发症或异常情况，需及时请示上级医生，必要时启动应急预案。

日间手术短、平、快的特点需要护理模式做出相应的改变和适应，以提供快速、高效、优质的护理服务，这就要求日间手术中心护士在短时间内对患者进行有效的教育沟通，熟练掌握各个专科手术患者的护理要点。总体上日间手术护理分为院前护理、住院护理、延伸护理三部分，院前护理和延伸护理是日间手术护理的特有的工作模式。

院前护理包括指导沟通、入院排程、术前宣教。患者完成术前检查后，根据流程指导进行手术登记预约，预约处护士需要仔细核查患者术前检查是否完善，初步筛查是否存在明显异常结果，及时与主管医生联系沟通。同时，告知患者日间手术后续流程，解答患者相关疑问，进行手术预约登记，告知患者入院时间，通常要求首台手术和第二台手术患者在手术日尽早入院，以防首台手术患者出现意外情况无法按时开台。入院前通知手术患者，集中进行术前宣教，强调手术注意事项，确认患者身体状况，告知日间手术病房规则，指导患者正确咳嗽和使用呼吸训练器。

住院护理需要完成护理评估，进行常规术前准备，执行临床路径医嘱，责任护士需要对患者强调术前术后注意事项，快速与患方建立良好的关系。如患者缺席术前宣教，病房护士需及时对患者进行补充健康教育。同时，病房责任护士需要与手术室做好交接工作，确保术前医嘱及时准确执行，避免延误手术时间，术后再次与手术医生、麻醉科医生进行工作对接，预警性观察患者术后病情变化。患者返回病房后需要指导患者饮水、饮食、早期活动，督促患者正确有效咳嗽，观察记录胸腔引流液性质和引流量，发现异常现象及时向主管医生汇报沟通。患者出院前需要参与出院评估，对患者进行出院后健康指导。

延伸护理内容主要包括电话随访和社区护理服务。术后电话随访需要了解患者返家康复感受，评估患者疼痛情况，指导患者饮食、活动、康复，了解患者各种症状主诉并给予建议，对需要医疗处理的情况及时与主管医生沟通，协调帮助患者就医处理。社区护理人员与住院护理没有本质区别，合作社区护士需要在日间手术中心、伤口治疗中心进行知识技能培训，并与患者建立联系，协助随访患者及时与日间手术中心进行沟通。

（三）麻醉科

麻醉和微创是 ERAS 发展的两大基石，肺癌日间手术的成功实施也得益于麻醉学科的支持和发展。麻醉医生的职责贯穿于肺癌日间手术的全过程，从术前麻醉评估，到术中麻醉方案的设计和管理、术后麻醉复苏和监测，以及对患者恢复至关重要的疼痛管理，每一环节都是保障患者安全、降低风险、促进恢复的关键。

　　麻醉科门诊医生需要完成麻醉前评估，根据病史、体格检查、辅助检查评估患者全身情况、心血管系统风险、呼吸系统风险和全身各系统功能，以判断患者能否安全顺利进行全身麻醉，是否存在术后麻醉恢复的不利因素，使麻醉风险最小化，降低患者围手术期不良反应。麻醉科门诊医生还需要告知患者和家属术前注意事项，包括术前停药、术前禁食禁饮时间等，并签署麻醉知情同意书。同时，需要尽可能向患者解答麻醉相关疑问，缓解患者的焦虑紧张情绪，增加其对术前医嘱的理解和依从性。

　　麻醉科医生需要熟悉胸科手术麻醉管理，肺癌手术对于气管插管和单肺通气技术要求较高，良好的肺塌陷状态有利于手术安全快速完成。麻醉药物需要根据情况选择起效迅速、消除快、作用时间短、无明显不良反应的药物。麻醉医生术中需要保持警惕，对患者进行意识水平、肌松水平、生命体征监测，时刻关注患者的呼吸循环情况，还需要及时清理气道分泌物，配合手术医生进行鼓肺、塌肺操作。推荐使用脑电双频指数（BIS）监测患者意识深度，辅助麻醉医生决策减停麻醉药物时机，有利于患者术后快速苏醒。术后监护治疗室（PACU）中的麻醉医生需要关注患者的意识、活动、呼吸、循环、氧合、引流瓶水柱波动等状态，患者符合拔管指征后拔除气管插管，拔管后继续严密监测患者生命体征，保障患者顺利返回病房。

　　肺癌日间手术患者对于疼痛管理有更高的要求。因此，麻醉医生需要制订多模式镇痛方案，进行术前预镇痛，优化肋间神经阻滞药物配方以提高镇痛效果，延长镇痛时间，减少阿片类药物的应用，制订合理的出院后镇痛方案。对于患者来说，良好的镇痛效果可以缓解患者对于日间手术的紧张和焦虑，提高术后舒适度，有利于早期活动，降低术后并发症。

（四）营养科

　　ERAS 不仅需要优化围手术期流程，营养管理也不容忽视，充分的营养支持有利于促进伤口愈合，降低术后并发症。由于肺癌术中系统淋巴结清扫，术后不可避免地会发生淋巴管液渗漏，部分患者甚至会发生乳糜胸。四川大学华西医院前期通过改变肺癌患者术后饮食方案，发现极低脂饮食或中链甘油三酯（MCT）饮食可以减少术后胸腔引流量，促进胃肠功能快速恢复。现四川大学华西医院临床营养科已经制订出一系列肺癌患者术后饮食方案，并在肺癌日间手术流程中取得良好成效。

　　临床营养师在肺结节日间手术的职责是：①入院前及时评估患者营养状况，根据评价结果决定是否进行住院前营养支持，并制订相应营养支持方案；②制订术前常规肠道准备的饮食方案；③制订术后早期快速康复饮食、营养方案；④负责出院后随访和营养状况监测，必要时制订营养干预方案。

（五）康复科

康复治疗是 ERAS 中的重要实践内容，有效的肺康复方案可以降低高危因素肺癌患者的手术风险，提高手术耐受，降低术后并发症。相对来说，肺癌日间手术患者身体基本状况较好，康复治疗师的工作重点在于术前心肺功能评估和术后康复训练及症状管理。肺癌日间手术患者术前均应完成心肺功能评估，可以检查出气道高反应和心功能异常情况。术后康复师需要床旁指导患者有效咳嗽和呼吸训练，示范上下肢扩展运动，促进患者排出气道分泌物、肺复张、胃肠功能恢复，有助于早期安全拔除胸腔引流管。同时，教授患者康复训练操，制订居家康复方案，术后气短、疲劳症状明显者，需要定期于康复门诊进行术后康复训练。

（六）社区医院

社区医院是保障日间手术安全的重要环节，不仅可以满足日间手术患者对连续服务的需求，解除其后顾之忧，还响应了国家医改提出的"建立城市医院与社区卫生服务机构分工协作机制"的要求。社区医院延长了肺癌日间手术患者的医学观察时间，在康复治疗师指导监督下进行康复训练也具有较高的依从性，同时为患者术后伤口护理和延迟拔除引流管提供了便利。社区医护人员需要进行相关专科知识培训，以提高患者术后管理质量。社区医生应在患者出院转诊当日晨参与日间中心查房，了解患者术后基本情况，对转诊患者进行初步转诊前评估，向患者和家属交代转诊目的、转诊后治疗和康复计划等。患者出院前需向患者详细交代出院后注意事项，如饮食、伤口换药时间、伤口拆线时间、居家康复训练计划以及复诊计划等事宜。

二、团队管理和沟通

肺癌日间手术成功开展离不开规范的管理和标准化日间流程，团队合作的原则是以患者为中心，以医疗治疗和医疗安全为立足点，为更多的患者提供优质的服务。团队成员需要服从并执行管理者制定的管理制度，团队核心为日间手术中心科主任和手术医生，其他成员积极协调配合工作。团队核心成员定期组织讨论会，学习国内外日间手术经验，讨论优化肺癌日间手术的流程，以不断提高患者的就医体验。此外，良好的沟通不仅可以提高团队凝聚力和默契程度，还能及时解决发现的问题，将安全隐患消灭于萌芽之中。如手术预约处和病房的沟通，确认手术患者信息和手术台次，可以提高床位利用率，提前做好相应的工作准备；手术医生、麻醉医生和手术室护士的沟通，可以保障手术安全顺利进行。总之，团队各成员都要有主人翁意识，主动发现问题，敢于提出问题，积极思考问题，而不是被动地执行工作，只有这样才能不断推进肺癌日间手术的进步和发展。

（周坤）

参考文献

［1］韦诗友，赵珂嘉，郭成林，等. 肺磨玻璃结节的外科诊断和治疗分析——附663例报告[J]. 四川大学学报（医学版），2017，48（3）：359–362.

［2］车国卫. 加速康复外科：肺癌手术日间化现状与策略[J]. 中国肺癌杂志，2020，23（1）：1–4.

［3］欧阳文，李天佐，周星光. 日间手术麻醉专家共识[J]. 临床麻醉学杂志，2016，32（10）：1017–1022.

［4］杜娜，饶志勇，车国卫，等. 肺癌术后短期中链甘油三酯饮食临床效果的前瞻性随机研究[J]. 中国肺癌杂志，2016，19（12）：821–826.

［5］刘素珍，李继平，郭晶，等. 日间手术患者延伸服务模式构建与实践[J]. 中国护理管理，2012，12（9）：5–7.

第五节　政策保障

一、背　景

在我国医疗资源与需求存在矛盾的背景下，国内许多医疗机构借鉴了国外"日间手术"这一择期手术管理模式来缓解医疗压力。因我国的医疗资源分布不均匀、优质医疗资源集中于大型医院等问题仍不能在短时间内扭转，目前存在的"看病难、看病贵"和"手术等待时间长"等社会民生问题迫使我国的医疗服务模式需做出相应变革。而日间手术这一新型医疗服务模式在医疗资源整合和高效利用等方面显著地缓解了我国医疗卫生行业的压力，使患者、医院和国家三方获益，能有效地缓解我国"看病难、看病贵""一床难求"的社会问题，故近年来备受国家、患者、医院管理者和临床工作者的青睐。

从本质上来看日间手术是医疗流程的优化，其借助于外科微创技术、麻醉药物和麻醉技术的进步而得以实现。对患者而言，因住院时间减少而相应节省了住院费、护理费、家属陪护的间接支出等费用，而且双向选择确定手术日期可让患者更自由灵活地安排时间，节约的间接机会成本的意义更是不可估量；对国家而言，日间手术不仅可以解决以上民生问题，而且明显地减少了社保的支出，因此，得到社会广泛的好评。对医院而言，在缓解医疗压力的同时，这一新型的科室更是为医疗工作者创造了更多的发展机会，为手术医生提供更多的职业机会和平台。特别是在最新的"三级公立医院绩效考核"指标中，仅开展日间手术这一项工作便可相应提升医院考核中的至少8项指标，如日间手术占择期手术比例、住院患者满意度、医务人员满意度、单病种质量控制、住院次均费用增幅、住院次均药品费用增幅等。由此可见，日间手术可解决我国医疗实践和管理中许多实际的关键问题，是一种自上而下的顶层设计。除了临床医务工作者和管理者积极努力推动日间手术发展外，日间手术也离不开国家层面和医院层面政策的支持，充分发挥国家卫生政策的优势，才能更好地提高床位周转率、缩短住院患者等候时间、提升患者满意度等。从开展日间手术的内外部环境来看，目前影响我国日间手术发展的主要因素是政策保障和医疗支付报销问题。政策保障是医疗行业从业者的视角分析所存在的问题，而医疗支付报销是从患者层面分析所遇到的问题，但是可通过国家完善相关政策后得到解决。

二、国家层面日间手术相关政策保障

自2015年起，国家陆续出台相关政策文件支持我国日间手术的开展，2015年1月国家卫生和计划生育委员会（现国家卫生健康委员会）、国家中医药局《关于印发进一步改善医疗服务行动计划的通知》（国卫医发〔2015〕2号），文件提出推行日间手术，开展医院在具备微创外科和麻醉支持的条件下，选择既往需要住院治疗的诊断明确单一、临床路径清晰、风险可控的中小型择期手术来逐步推行日间手术，提高床位周转率，缩短住院患者等候时间。同年5月，国务院办公厅印发《关于城市公立医院综合改革试点的指导意见》（国办发〔2015〕38号），逐步提高保障绩效。文件提出在规范日间手术和中医非药物诊疗技术的基础上，逐步扩大纳入医保支付的日间手术。2016年，国务院办公厅（国办发〔2016〕26号）、国家卫生计生委及人力资源和社会保障部（国卫医函〔2016〕306号）、国务院（国发〔2016〕77号、78号）陆续发文推行日间医疗服务，加强日间手术精细化管理，探索开展其他日间医疗服务。2017年国家卫生计生委办公厅和国家中医药管理局办公室（国卫办医函〔2017〕139号）、国务院办公厅（国办发〔2017〕37号、55号、67号）等发文，逐步将日间手术以及符合条件的中西医病种门诊治疗纳入医保基金病种付费范围。2018年国家卫生计生委、财政部、国家发展改革委、人力资源和社会保障部、国家中医药管理局、国务院医改办印发《关于巩固破除以药补医成果持续深化公立医院综合改革的通知》（国卫体改发〔2018〕4号），通知中强调了进一步加快推广日间手术、日间化疗等医疗服务模式，持续增强群众就医获得感。2018 年国家卫生健康委将日间手术纳入三级公立医院绩效考核指标，足以凸显日间手术在我医疗卫生行业所发挥的重要作用和国家对日间手术的重视与支持。国家政策的支持为我国日间手术有序而良好地开展提供了强有力的保障，促使更多医疗机构开展日间手术。

三、医疗机构内部日间手术相关政策支持

在国家良好的政策支持和规范指导下，日间手术纳入三级公立医院绩效考核指标之一，有效地调动了医疗机构开展日间手术的积极性，促进了实施开展的效率，良好的外部环境与政策支持不仅增加了医院管理者和临床工作者的信心，同时也给予了医务人员较好的发展前景。因此，国内越来越多的医疗机构纷纷开始跃跃欲试。就内部环境而言，在医院领导和相关职能部门的大力支持与各科室之间密切地配合下，四川大学华西医院日间手术已成功开展超过 11 年，已成为国内日间手术业界的标杆，引领着中国日间手术的发展。现将我院院内的日间手术相关的支持和保障措施作如下介绍。

（一）术前检查绿色通道

对于日间手术纳入收治的病种与术式，专科医生需在门诊为患者开具所有术前检查，检查项目因病种、术式或个体情况的不同而有所差异，术前检查的时效一般不超过 3 周，最长不超过 1 个月。但是，实际工作中普遍存在因未完成术前检查导致手术时间延后的情况，为了减少术前检查的预约等待时间，我院通过仔细梳理日间手术实际运行过程中存在等待时间较长的检查项目，并与相关辅助检查科室进行沟通协调，在不影响正常医疗工作和医务人员休息的基础上，优先检查日间手术患者或适当地额外增加 1~2 个预约检查名额，开辟出日间手术术前检查优先的绿色通道。这样既确保了术前检查的有效性，也提升了工作效率和患者满意度。

（二）术前评估门诊绿色通道

术前评估门诊绿色通道与术前检查绿色通道类似，当患者完成所有术前检查后，全身麻醉和部分局部麻醉的患者须进行麻醉门诊评估，符合日间手术要求的患者才能进行下一步的术前综合评估和手术预约。患者在门诊检查过程中若遇到麻醉科和专科科室挂号困难的情况，医院层面增加号源以确保患者术前准备工作的流畅，如麻醉手术中心新开展了延时门诊，麻醉医生利用下班时间（16:00~18:00）轮流出诊，主要工作是针对手术患者进行术前评

估，以便患者及时得到手术治疗，使原来的麻醉门诊等待时间由 1 周左右缩短为 1~2 天，方便和服务了更多的患者。

（三）术前检查纳入医保报销

我国的医疗保险的报销几乎只针对患者住院所产生的费用或门诊特定疾病的费用，比例也各不相同。而日间手术因术前检查前移至门诊带来的医保报销问题则成为阻碍我国日间手术开展的主要问题。为此，我院自 2012 年开始多次向医保经办机构进行政策沟通协调，省市发改委和省市医保局也陆续出台相关文件（如《关于推进省管公立医院按病种收付费改革的通知》川发改价格〔2017〕626 号、《关于市级公立医院按病种收费有关问题的通知》成发改收费〔2017〕1056 号、《关于省本级城镇职工基本医疗保险住院按病种付费经办管理工作的通知》川医险办〔2018〕6 号、《关于对部分病种实行医疗保险按病种付费有关问题的通知》成人社办发〔2018〕26 号等），推动和促进日间手术的开展。目前，我院已将所有日间手术病种和式式相对应的必须术前检查向有关部门备案，将日间手术相关术前检查费用合账至手术当天的住院费用中，术前 30 天以内的相关检查费用可以纳入报销，患者出院进行医保审核的同时通过关联患者信息，系统将自动筛选出术前检查报销项目，并将门诊垫付的检查费用原路退还给患者。目前我院正在设计门诊检查费用自动转化为住院预交金的模式，医保报销流程将更简单便捷。（图 2-5）

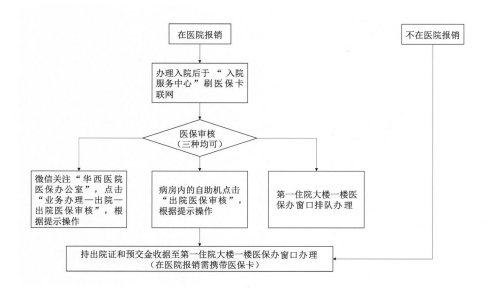

图2-5 四川大学华西医院日间手术患者出院后结账报销流程

（四）按病组付费支付方式改革

按病组付费为主的多元复合付费方式将成为医保支付趋势。国家医疗保障局在 2021 年 3 月表示，疾病诊断相关分组（DRGs）付费和区域点数法总额预算和按病种分值（DIP）付费是医保支付方式改革的重中之重。在按病组付费的情况下，病组的支付标准是基于病组的平均费用。同样的病组和式式，由于日间手术的次均费用、医保支付费用均低于非日间手术，因此日间手术的开展能提高医院的医保基金使用效率，为按病组付费下医院的运营管理提供更好的支撑。以 DRGs 中胸部大手术（EB1）组为例，日间手术的患者相比相同病情、相同术式的非日间手术患者，次均费用低 1.3 万元，为医院在病组付费下的运营管理提供更多的调整空间，在减少医保基金支出的同时提高医保基金使用效率。

（五）日间手术医生激励机制

因日间手术的收治流程有异于传统的住院手术，涉及的临床医技科室更多、配合度要求也更高，相比传统住院手术，徒增了临床医务人员的工作量，也是许多外科科室不愿意开展的主要原因。故在开展日间手术的初期，为了鼓励更多医生额外加入来推动日间手术的开展，我院将日间手术的绩效有所增加，即相同手术，主刀医生得到的手术费用比住院手术更高，大幅度地提高了外科医生开展日间手术的积极性。此外，日间手术所创造出来的手术机会与工作平台缓解了外科专科内部青年骨干医生的发展压力，为年轻的手术医生提供了优质和便捷的平台。

（六）应急情况首先收治保障

我院日间手术既往的研究表明，影响患者和家属选择日间手术最大的担忧与顾忌是出院后出现并发症不知如何处理，家属或陪护人员也不知道如何对术后患者进行护理。基于以上情况，我院与成都市内主城区超过 50 家社区服务中心签订合作条约，定期到社区进行宣讲、培训社区全科医生，通过"医院—社区"的上下联动以保障患者出院后医疗照护的连续性与一致性。若患者因日间手术相关并发症于我院就诊或住院治疗，对应的相关手术专科科室则会及时地评估患者、协助后续诊治，需要住院治疗时则优先收治。应急情况首先收治保障措施提前规划了处理的流程方案，明确地划分了各个科室之间的职责，节省了实际工作中各科室间的沟通成本，也解除了患者与家属的后顾之忧。

四、结语

日间手术虽然起源于欧洲，但近年来在我国的发展也呈现出良好的势态，有效地缓解了我国医疗行业当下的压力。以 I 期肺癌为例，根据 2017 年 AJCC/UICC 的分期中将 I 期细分为 I A1、 I A2、 I A3、 I B 四期，相对应的五年生存率分别为 92%、83%、77% 和 68%。由此可见，早期肺癌及时地手术治疗可为患者提供更好的生存预后、节省更多的医疗开支，而肺癌日间手术则是当下解决肺癌手术及时性的最佳方案，在减少国家医保支出的同时，也促进了国家的分级诊疗发展。

（蒋丽莎）

参考文献

［1］Nicoll JH. The Surgery of Infancy[J]. Paediatr Anaesth, 1909, 2(2542): 753–754.

［2］Jiang L, Houston R, Li C, et al. (2020a) Day surgery program at West China Hospital: exploring the initial experience[J]. Cureus, 2020, 12(7): e8961.

［3］Jiang L, Ma H. (2020b) From west to east: video–assisted thoracoscopic surgery in Day Surgery Center[J]. J Thorac Dis, 2020, 12(5): 2838–2839.

［4］Detterbeck FC, Boffa DJ, Kim AW, et al. The Eighth Edition Lung Cancer Stage Classification[J]. Chest, 2017, 151(1): 193–203.

［5］孙梦. 医保政策阻碍日间手术推广[J]. 中国卫生, 2016,（6）: 102–102.

［6］马洪升, 余伟萍, 马庆鑫, 等. 日间手术医疗安全和患者感知调查与分析[J]. 中国医院管理, 2013, 33（2）: 38–39.

［7］冯海欢, 杨芳, 李佳瑾, 等. 疾病诊断相关分组（DRGs）在肿瘤门诊特殊疾病病种支付中的应用研究[J]. 中国卫生政策研究, 2018, 11（5）: 65–69.

［8］蒋丽莎, 詹丽莉, 沈诚, 等. 日间手术模式下胸腔镜手术治疗肺结节的安全性分析[J]. 华西医学, 2020, 35（2）: 152–155.

［9］俞德梁, 刘小南, 宁鹏涛. 中国日间手术政策演变及对医疗决策发展的启示[J]. 医学与哲学, 2016, 37（6B）: 4–7.

［10］郭晶, 刘素珍. 日间手术"医院—社区延伸康复模式"的研究现状[J]. 中国全科医学, 2013（10）: 119–121.

［11］车国卫. 加速康复外科:肺癌手术日间化现状与策略[J]. 中国肺癌杂志, 2020, 23（1）: 7–10.

［12］董映显, 朱道君, 车国卫, 等. 肺癌日间手术操作流程与临床应用效果分析[J]. 中国肺癌杂志, 2020, 23（2）: 7.

第三章

肺癌日间手术入院前流程和管理

第一节 患者筛选

一、术前评估目的

肺癌日间手术的目的是为患者提供有保障的医疗服务，质量和安全是日间手术的基本原则。肺癌日间手术程序与普通病房肺癌手术没有本质差异，但具有手术适应证和患者要求日间手术的意愿并不是患者准入日间手术的充分条件，需要通过严格规范的术前评估选择患者，其中包括患者自身因素、社会因素、手术因素三个主要方面。充分的术前评估可以避免日间手术出现意外、延迟或取消。由于肺癌日间手术的患者是 24 小时出入院，这就要求手术医生和麻醉医生在患者入院之前就对其进行全面准确的评估，对术中、术后可能遇到的困难做好充分的了解和准备。

术前评估要做到规范、全面、高效、易操作。规范的术前评估流程才能让术前准备做到标准和流畅，能快速追踪到患者在哪个环节出现问题，及时联系患者退出日间手术，进入常规手术流程；肺癌日间手术虽然短、平、快，患者基本情况较好，但术前检查仍需全面，与常规术前检查无异，才能确保不遗漏患者细微的异常情况；由于患者术前检查全部在门诊自主完成，为减少患者门诊停留时间和门诊往返次数，术前检查需要结合患者情况，合理预约安排以提高效率，这就体现出了日间手术便捷性的优势；最后，术前应该避免不必要的检查，有的放矢，例如大部分磨玻璃结节患者可无需骨扫描和纤维支气管镜检查，CT 检查亦可选择普通高分辨平扫，必要时进行结节三维重建定位，这样既可以满足术前评估要求，又可以降低患者的治疗成本，使术前检查更简单便捷。

患者的筛选和评估不仅仅需要手术医生，还需要麻醉医生、康复治疗师、护理人员共同协作，手术医生评估患者是否存在术后并发症高危因素，判断手术完成后患者能否顺利快速康复；麻醉医生需要评估患者能否耐受全麻手术，是否存在气管插管困难因素；康复治疗师需要评估患者心肺储备功能，是否存在气道高反应和心肺功能明显受损；护理人员需要术前评估患者心理状况，避免围手术期出现不可控因素。总之，肺癌日间手术患者的选择需要团队从各方面规范评估，排除任何可能影响患者术后顺利出院的不利因素，提高日间手术成功率，也避免给增加患者不必要的负担。

二、术前评估内容

（一）患者因素

肺癌日间手术运行初期建议选择无合并症的年轻患者，适合楔形切除的周围性结节患者，待团队经历一定的磨合和经验积累后，可逐步放宽患者准入条件。

1. 年龄

多项研究表明高龄（> 70 岁）是胸腔镜肺癌术后肺部并发症的独立危险因素，可能与患者身体机能下降、合并疾病较多有关。然而，对于肺癌日间手术，国内外经验相对较少，目前对于年龄没有统一要求。上海地区肺癌日间手术以楔形切除和简单肺段切除为主，年龄要求小于 70 岁，国外亦有报道 70 岁以上患者行肺癌日间手术是安全可行的。四川大学华西医院肺癌日间手术包括肺叶、肺段、楔形切除，对患者年龄要求相对严格，从日间手术开展之初要求年龄低于 45 岁，到目前要求年龄低于 65 岁。经过经验的积累和团队配合默契度的提升，我们对患者的年龄要求越来越宽松，不断地探索适合肺癌日间手术的年龄要求。相较于年龄的限制，我们认为合并症是更重要的评估条件，日间手术需要综合评估患者的身体情况，而不是机械地按照年龄筛选，我们也正在通过更多的数据积累，希望通过循证学证据给出可靠的结论。

2. 吸烟

吸烟是肺癌术后肺部并发症的重要危险因素，不仅显著增加术后心肺并发症发生率，延缓伤口愈合，还会增加围手术期死亡风险。研究发现吸烟指数 > 400 年支可以明显增加肺癌患者围手术期并发症风险。国外一项荟萃分析（Meta 分析）发现，术前戒烟可显著降低术后并发症发生率，而每多戒烟一周，其效果将增加 19%，且当戒烟时间 ≥ 4 周时其治疗效果有明显提高。国内学者也纳入 15 项研究进行 Meta 分析，发现术前戒烟至少 4 周可以显著降低术后肺部并发症的风险，并且戒烟 8 周降低风险的效果较戒烟 4 周更明显。因此，我们要求进行肺癌日间手术的患者，吸烟指数 < 400 年支，并且术前至少戒烟 4 周。

3. 肺功能

肺功能检查在胸外科的应用已超过半个世纪，这项无创、经济、易操作的术前检查，不仅可以预测手术患者围手术期的并发症风险和远期生活质量，还能够为手术决策提供依据，是肺手术必需的术前检查。肺癌日间手术患者需具备较好的肺功能，不能有明显的肺功能受损情况，经评估后肺功能指标需符合低手术风险，第一秒用力呼气容积（FEV_1）不能低于 1.5 L，$ppoFEV_1$ 和 $ppoDLCO$ 均需 ≥ 60% 预计值，或者登楼梯测试中至少 22 m（5 楼）。推荐所有日间手术患者除术前除肺功能检查外，加做心肺功能运动评估，有助于发现气道高反应性，并且可以评估患者咳嗽能力、心脏储备功能等。总体来说，肺癌日间手术患者的心肺功能，需要明显高于术后并发症的临界值，以降低手术风险和术后并发症风险，保障患者手术安全和术后快速康复。

4. 呼吸系统疾病

（1）哮喘、气道高反应性　哮喘是多种细胞成分参与的气道慢性炎症性疾病，哮喘患者气道敏感性是正常人的 100~1 000 倍。由于麻醉插管、麻醉药物、手术刺激、全身炎症反应等因素，哮喘和气道高反应患者围手术期易发生严重支气管痉挛、喉痉挛、术后严重咳嗽等相关不良事件，大样本的 Meta 分析也显示哮喘患者术后并发症发生率和死亡率明显上升。气道高反应性也是术前危险因素之一，当满足以下 4 项中的 1 项时即可诊断：①哮喘病史，长期服用抗过敏药物或激素；②支气管舒张试验为阳性；③踏车运动试验前后呼气峰值流量（PEF）下降超过 15%；④心肺运动试验过程中出现动脉血氧饱和度（SaO_2）下降 > 15% 或干啰音。由于日间手术快进快出的特点，患者尚无法在医疗干预下进行充分的气道管理。因此，患者有哮喘病史，或者术前评估提示有气道高反应，目前均不建议患者进行日间手术。

（2）慢性阻塞性肺疾病　慢性阻塞性肺疾病（COPD）是术后肺部并发症的重要影响因素，一项 Meta 分析显示合并 COPD 的肺癌患者术后发生支气管胸膜瘘（OR=1.84）、肺部感染（OR=3.62）、持续漏气（OR=2.77）和机械通气时间延长（OR=2.60）等肺部并发症的风险显著增高，提示 COPD 是肺癌患者的预后的独立危险因素。COPD 患者通常吸烟指数高，肺顺应差，肺间质水肿明显，合并 COPD 的肺癌患者推荐进行术前肺康复训练，进行普通住院手术，不适合纳入日间手术。

（3）急性上呼吸道感染　急性上呼吸道感染对于肺癌手术患者无论是手术风险还是术后肺部并发症都有明显影响，患者需要积极治疗，待治疗好转后再进行日间手术评估。若患者日间手术前出现急性上呼吸道感染，需要及时联系日间手术中心告知病情，以便及时调整日间手术排程，同时患者需要积极就医，手术医生需要根据患者病情恢复情况评估手术是否取消或延迟。

（4）阻塞性睡眠呼吸暂停综合征　阻塞性睡眠呼吸暂停综合征（OSAS）的特点是睡眠时反复出现咽塌陷，病理生理学包括解剖和功能改变

（肥胖或颌面结构改变）导致上气道变窄，以及由于睡眠时神经肌肉代偿降低和咽部缺乏保护反射，导致咽部收缩增加。上气道变狭窄加上阻力增加，睡眠时软腭、咽侧壁振动导致打鼾。这样的患者睡眠中不断发生低通气、低氧饱和度，激活交感神经系统，最后惊醒的周期性循环，最终导致睡眠片段化。OSAS 的特异性症状包括：睡觉时重度打鼾并存在呼吸暂停、白天过度嗜睡、记忆力和注意力下降、情绪障碍等。国外报道称 13% 男性和 6% 女性存在中、重度的 OSAS，一项纳入 22 项研究、总计超过 300 万例患者的 Meta 分析证明，OSAS 是术后并发症发生的高危因素之一（OR=1.44），伴有 OSAS 的患者发生术后肺部并发症的风险是一般人群的 2.5 倍。但多数手术患者并不知晓自己患有 OSAS，这就对术前评估提出了更高的要求，无论是临床医生还是麻醉医生，对具有可疑临床症状的患者都需进行进一步筛查。

5. 心血管疾病

（1）高血压　高血压是围手术期发生心血管疾病的危险因素之一，约 1/3 的非心脏手术的患者患有高血压，术前血压控制不佳是取消手术的重要原因。伴有高血压的手术患者由于血流动力学改变，舒张功能障碍、充血性心力衰竭、肾脏损害、脑血管疾病和冠状动脉闭塞性疾病的风险也随之升高，且高血压越严重，上述风险越高。因此，术前应该详细询问病史，进行体格检查，结合辅助检查充分了解患者情况。既往有高血压病史的患者应在手术前至少 1 周到麻醉门诊进行评估以改善血压情况，保持血压稳定。麻醉医生需指导患者术前用药停药规则，同时需要注意患者的用药情况，对于口服利血平或者阿司匹林等药物的患者，需要及时停药并调整用药。术前血压不应高于 160/100 mmHg*，推荐 60 岁以下，合并糖尿病的患者血压应控制在 140/90 mmHg 以下，手术当日血压高于 180/110 mmHg 者取消或推迟手术。

（2）心脏病　静息状态的心绞痛或轻微活动诱发心绞痛的患者是日间手术的绝对禁忌，其他包括有心肌梗死、心力衰竭、心律失常、冠心病、冠状动脉支架置入等情况，均不适合行肺癌日间手术。

6. 糖尿病

糖尿病患者常合并大血管和微血管并发症，术后易发生感染和伤口愈合延迟，手术应激也会导致血糖急剧升高，导致手术风险增高，研究显示糖尿病患者会增加日间手术非计划住院率，因此，糖尿病患者行肺癌日间手术需要术前重点评估。肺癌日间手术经过流程优化，结合 ERAS 理念，患者手术时间缩短，术后当日即可正常饮食。因此，若患者术前血糖能稳定控制在理想范围内，仍可以正常进行日间手术。要求糖尿病患者术前糖化血红蛋白（HbA1c）不得高于 8.5%，术前 1 周患者在社区医院或者居家检测

---

*1 mmHg ≈ 0.133 kPa。

血糖水平，空腹血糖稳定在 7.8 mmol/L 以下，随机或餐后 2 小时血糖稳定在 10 mmol/L 以下方可安排日间手术，如多次检测无法达标则建议寻求内分泌专科医生帮助，必要时取消或延迟日间手术。手术当天停止使用口服降糖药或者胰岛素，优先安排手术台次以减少禁食时间，术后恢复饮食后即可恢复用药。

7. 肥胖

肥胖患者的心肺负荷较大，膈肌抬升以及胸廓活动度低导致限制性通气障碍，同时颈部脂肪挤压造成气道相对狭窄，加重了呼吸困难症状，并且肥胖患者手术难度相对增加，延长了手术时间等，多种不利因素导致肥胖患者术后并发症风险增加。国外研究发现肥胖（BMI ≥ 30 kg/m²）显著增加了肺癌术后肺部感染风险。由于不同人种 BMI 的参考标准不同，中国肥胖问题工作组将中国人 BMI ≥ 28 kg/m² 定义为肥胖，因此 BMI ≥ 28 kg/m² 的患者建议术前进行肺康复训练，进行常规住院手术，不推荐进行日间手术。

8. 其他

除了评估以上方面，患者以下情况也不适合进行肺癌日间手术：①月经期或者有凝血机制障碍及出血倾向；②肝、肾功能明显异常；③神经系统疾患控制不稳定；④多发肺结节考虑肺内转移或有远处转移；⑤放化疗、靶向治疗后；⑥各种原因导致胸膜增厚，怀疑胸膜重度粘连；⑦肺大疱明显，术后延长肺漏气风险较大；⑧既往胸部手术史。

术前筛选的总体原则是患者心肺功能良好，合并症控制在理想程度并且稳定，没有明显增加手术风险、延长出院的因素。患者选择标准并非一成不变，不同医院可根据自身情况综合考虑，随着肺癌日间手术经验的积累，手术适应人群范围会相应扩大，但要以保障患者安全为首要原则。（表3-1）

表3-1 肺癌日间手术患者准入标准

因素	准入标准
患者因素	1. 年龄 ≤ 70 岁
	2. 吸烟指数 < 400 年支，并且术前至少戒烟 4 周
	3. FEV₁ ≥ 1.5L，ppoFEV₁ 和 ppoDLCO ≥ 60%
	4. 无哮喘、气道高反应、COPD、急性上呼吸道感染、阻塞性睡眠呼吸暂停综合征等呼吸系统疾病
	5. 合并高血压者术前血压控制在 160/100 mmHg 以下；60 岁以下，合并糖尿病的患者血压应控制在 140/90 mmHg 以下
	6. 无心肌梗死、心力衰竭、心律失常、冠心病、冠状动脉支架置入等情况
	7. 糖尿病患者术前 HbA1c < 8.5%，空腹血糖稳定在 7.8 mmol/L 以下，随机或餐后 2 小时血糖在 10 mmol/L 以下
	8. 麻醉评分 ASA ≤ 2 分

续表

因素	准入标准
患者因素	9. 无以下不推荐行日间手术因素：① BMI ＞ 28 kg/m²；②月经期或者有出凝血障碍；③肝、肾功能明显异常；④神经系统疾患控制不稳定；⑤多发肺结节考虑肺内转移或有远处转移；⑥放化疗、靶向治疗后；⑦怀疑胸腔重度粘连；⑧肺大疱明显，术后延长肺漏气风险较大；⑨既往胸部手术史
社会因素	1. 患者有全程陪护人员
	2. 患者住所距离医院不超过 1 小时车程，转诊社区医院可以不严格限制患者住所距离
	3. 患者需要保持联系畅通，确保医院可以定期随访
手术因素	1. 肺结节 ≤ 3 cm
	2. 手术方式为肺叶、肺段、楔形切除

（二）社会因素

日间手术不仅仅需要患者主动自愿参与，还需要满足以下社会因素：①患者陪护人员身体状况良好，有责任心，住院期间能全程陪护。②患者住所距离医院不超过 1 小时车程，患者返家后如有紧急情况可以及时就医。如患者出院后前往社区医院继续康复观察，可以不严格限制患者住所距离。③患者需要保持联系畅通，确保医院可以定期随访，医务人员可以指导术后康复建议，并评估患者是否发生了需要医疗干预的并发症。④若异地患者医保不支持术前门诊检查报销，患者需要根据自身情况充分考虑是否选择日间手术。

（三）手术因素

肺癌日间手术需要根据病灶大小、位置、分期等情况综合考虑，并非身体条件符合要求的肺癌患者都可以进行日间手术。首先，建议选择肺结节小于 3 cm 患者，手术方式为肺叶、肺段、楔形切除和淋巴结清扫，禁止复杂、创伤大和出血风险高的肺癌手术进入日间流程，如支气管成形术、全肺切除术、扩大肺癌切除术等。其次，不同肺叶的多发结节、肿瘤压迫肺门、门钉淋巴结、支气管肿瘤距离隆突小于 2 cm、肺部结节考虑为转移瘤等均不适合日间手术。患者若术前有放疗、化疗、靶向治疗史，既往胸部手术史，既往胸膜炎病史等，肺间质顺应性会明显降低，肺水肿明显，肺部炎症水平高，胸膜粘连情况较重，这些情况会大大增加术后恢复的不确定性，也不适合进行日间手术。

（周坤　王彦　李佳龙）

参考文献

[1] 谢冬, 陈昶, 朱余明, 等. 日间手术及加速康复外科用于早期肺癌微创外科517例的探索与实践[J/OL]. 中国胸心血管外科临床杂志, 1-7.

[2] 董映显, 朱道君, 车国卫, 等. 肺癌日间手术操作流程与临床应用效果分析[J]. 中国肺癌杂志, 2020, 23（2）: 77-83.

[3] Tovar EA. One-day admission for major lung resections in septuagenarians and octogenarians: a comparative study with a younger cohort[J]. Eur J Cardiothorac Surg, 2001, 20(3): 449-454.

[4] Wang Z, Zhang J, Cheng Z, et al. Factors affecting major morbidity after video-assisted thoracic surgery for lung cancer[J]. J Surg Res, 2014, 192(2): 628-634.

[5] Mills E, Eyawo O, Lochhart L, et al. Smoking cessation reduces postoperative complications: a systematic review and Meta-analysis[J]. Am J Med, 2011, 124(2): 144-154.e8.

[6] 魏诗晴, 赖晓全, 韩颖, 等. 术前戒烟时间对术后肺部并发症影响的Meta分析[J]. 中华健康管理学杂志, 2018, 12（1）: 32-37.

[7] Lin CS, Chang CC, Yeh CC, et al. Postoperative Adverse Outcomes in Patients With Asthma: A Nationwide Population-based Cohort Study[J]. Medicine (Baltimore), 2016, 95(3): e2548.

[8] 支修益, 刘伦旭. 中国胸外科围手术期气道管理指南（2020版）[J]. 中国胸心血管外科临床杂志, 2021, 28（3）: 251-262.

[9] Ng KT, Lee ZX, Ang E, et al. Association of obstructive sleep apnea and postoperative cardiac complications: A systematic review and Meta-analysis with trial sequential analysis[J]. J Clin Anesth, 2020, 62: 109731.

[10] Peppard PE, Young T, Barnet JH, et al. Increased prevalence of sleep-disordered breathing in adults[J]. Am J Epidemiol, 2013, 177(9): 1006-1014.

[11] Thompson BM, Stearns JD, Apsey HA, et al. Perioperative Management of Patients with Diabetes and Hyperglycemia Undergoing Elective Surgery[J]. Curr Diab Rep, 2016, 16(1): 2.

[12] 中华医学会糖尿病学分会. 中国2型糖尿病防治指南（2020年版）[J]. 中华糖尿病杂志, 2021, 13（4）: 315-409.

[13] British Thoracic Society, Society of Cardiothoracic Surgeons of Great Britain, Ireland Working Party. BTS guidelines: guidelines on the selection of patients with lung cancer for surgery[J]. Thorax, 2001, 56(2): 89-108.

[14] Brunelli A, Kim AW, Berger KI, et al. Physiologic evaluation of the patient with lung cancer being considered for resectional surgery: Diagnosis and management of lung cancer, 3rd ed: American College of Chest Physicians evidence-based clinical practice guidelines[J]. Chest, 2013, 143(5): e166S-e190S.

第二节 术前检查

一、实验室检查

1. 血常规

血红蛋白 < 70 g/L，一般应延迟或取消手术；白细胞 > 10×10^9/L，且伴有发热、寒战等明显感染征象，也应该延迟或取消手术。

2. 凝血常规

血小板计数 < 50×10^9/L，轻度损伤可引起皮肤黏膜紫癜，手术后可能出血，当血小板计数 < 20×10^9 /L，常发生自发性出血。一般认为，当血小板计数 < 20×10^9/L 时，需要预防性输入血小板。

3. 生化功能及电解质

白蛋白 < 35 g/L 时会对患者术后恢复造成较大影响，不利于日间手术的进行；对于血糖明显偏高的患者，当其术前 HbA1c > 8.5%，或餐后 2 小时血糖 > 10.0 mmol/L 时，其日间手术应予取消或推迟；酮症酸中毒、高渗昏迷患者禁忌手术。

4. 输血前全套检查

一旦在术前输血检查中出现阳性结果，在安排手术时应注意其手术顺序的排列，同时做好手术室的消毒等工作，避免交叉感染，在做好自我防护的同时，应进一步行相应疾病的确诊实验。

二、影像学检查

1. CT 检查

胸部、腹部及头部 CT 检查目前主要用于肺癌的临床分期、确定治疗方案和治疗后随访，增强扫描有利于提高诊断准确率。通过胸部 CT 扫描，可以了解结节的数目、部位、大小、轮廓、密度等信息；术前肺结节 CT 三维重建，可以更准确了解需切除结节的部位，以拟定手术方式。另外通过纵隔扫描，可以评估纵隔淋巴结有无增大、增多、融合等情况，辅助初步判断手术切除范围及肺结节性质。通过进行头部 CT 检查，既可以判断患者术前脑部有无其他疾病，也可以判断患者肺癌有无远处转移的情况；肝脏、腹膜后、肾及肾上腺是肺癌转移的常见部位，通过上腹部 CT 检查，可以判断肺癌有无转移，以便再次核实患者日间手术指征。

2. 放射性核素骨扫描检查（必要时）

该检查是用于判断肺癌骨转移的常规检查。当骨扫描检查提示骨可疑转移时，可对可疑部位进行 MRI、CT 或 PET-CT 等检查验证。

三、功能性检查

1. 肺功能检查

肺功能检查是目前胸外科手术前检查的常规项目，既能预测围手术期患者的并发症风险和远期生活质量，也能为手术决策提供客观依据。具体项目以肺活量 (VC)、用力肺活量 (FVC)、第一秒用力呼气量 (FEV_1)、第一秒用力呼气量占用力肺活量的百分率 ($FEV_1\%$) 和最大通气量预计值百分率 (MVV%)、肺一氧化碳弥散量 (DLCO) 等指标最为重要。肺功能很差的患者可考虑行肺通气灌注扫描检查。

2. 心肺运动功能试验

根据欧洲呼吸 / 胸外科医师学会（ERS/ESTS）指南和美国胸科医师学会（ACCP）指南，若术后预计值 FEV_1（$ppoFEV_1\%$）或术后预计值 DLCO（ppoDLCO%）< 30%，建议行心肺运动试验（CPET），有助于准确评估手术风险。可通过登楼试验（SCT）或往返步行试验（SWT）简易评估心肺耐力，并根据最大耗氧量（VO_2max）评估患者的手术耐受情况。

3. 常规心电图

心电图检查发现存在严重心脏疾病时，行日间手术应慎重，必要时需行心功能、超声心动图等相关辅助检查，同时应结合患者的病史及体征综合考虑。例如对于心电图提示存在重度房室传导阻滞的患者，就不适用于日间手术；又比如有近期或陈旧性心肌梗死心电图改变的患者，因其梗死再发风险极高，也不适合行日间手术。存在心脏病或心脏病可疑者应做长程心电图、运动心电图，甚至立体心电图等检查。

表3-2 肺癌日间手术术前检查单

检查分类	具体项目
实验室检查	血常规
	凝血常规
	生化功能及电解质
	输血前全套检查
影像学检查	头、胸、腹 CT 检查
	放射性核素骨扫描检查（必要时）
功能性检查	肺功能检查
	心肺运动功能试验
	常规心电图

参考文献

[1] 穆魁津, 林友华. 肺功能测定原理与临床应用[M]. 北京: 北京医科大学, 中国协和医科大学联合出版社, 1992.

[2] Marshall MC, Olsen G. The physiologic evaluation of the lung resection candidate[J]. Clin Chest Med, 1993, 14(2): 3052320.

[3] Miller J I, Grossman GD, Hatcher CR. Pulmonary function test criteria for operability and pulmonary resection[J]. Surg Gynecol Obstetr, 1981, 153(3): 8932895.

[4] Keagy BA, Lores ME, Starek PJ K, et al. Elective pulmonary lobectomy: Factors associated with morbidity and operative mortality[J]. Ann Thorac Surg, 1985, 40(4): 3492352.

[5] Zeiher BG, Gross TJ, Kern JA, et al. Predicting postoperative pulmonary function in patients undergoing lung resection[J]. Chest, 1995, 108(1): 68272.

[6] Markos J, Nakahara K, Ohno K, et al. Preoperative assessment as a predictor of mortality and morbidity after lung resection[J]. Am Rev Respir Dis, 1989, 139(4): 9022910.

[7] Ferguson MK, Little L, Rizzo L, et al. Diffusing capacity predicts morbidity and mortality after pulmonary resection[J]. JTCS, 1988, 96(5): 8942900.

[8] Celkan TT. What does a hemogram say to us?[J]. Turk Pediatri Ars, 2020, 55(2): 103–116.

[9] Qureshi NR, Shah A, Eaton RJ, Miles K, Gilbert FJ; Sputnik investigators. Dynamic contrast enhanced CT in nodule characterization: How we review and report[J]. Cancer Imaging, 2016, 16(1): 16.

第三节　术前康复评估与训练

术前康复评估方法及临床应用标准

术前康复评估主要是手术危险因素的评估，包括病史评估、肺功能评估、心肺运动测试、气道高反应性检测和呼气峰流速检测。

（一）病史评估

病史主要包括临床疾病史（包括诊断、现病史和既往史）、年龄、职业（尤其是有害工种，如煤矿、石棉等）、体重、吸烟史。

1. 临床疾病史

患者的疾病诊断是决定手术切口、手术部位、手术方式以及手术疗效的一个重要因素，而这些因素都不同程度地影响术后肺功能的优化，最终导致并发症的发生。例如，手术切口越大对肌肉和神经的损伤越大，不但术后疼痛明显导致呼吸抑制及通气功能减损，还会影响相应关节的活动范围；胸部手术和心血管手术对心肺功能影响最大，术后肺部感染和心脏并发症的发生概率也会增加。患者病史中若存在有术前行放疗或化疗，以及合并肺部、心血管类疾病、代谢性疾病和其他内脏疾病都将影响患者心肺功能，增加手术的危险性。因此对临床疾病的评估可以初步判断患者是否适合进行日间手术。

2. 年龄

老年人由于衰老，各器官功能减退，免疫功能下降，心肺功能、机体代谢和适应机制发生改变，手术的预后和诊疗不同于年轻患者。在 2013 年美国胸科协会发表的研究中显示，80 岁患者的平均死亡率在 0~9%。在一些研究中，高龄患者的相对长期生存率似乎与年轻患者相当，但在另一些研究中，老年患者的相对长期生存率与年轻患者不同，大于 80 岁的患者比年轻患者低。因此，在手术决策过程中，应考虑肿瘤分期、患者预期寿命、手术表现状态以及是否存在潜在的合并症等因素。为提高高龄患者手术的耐受能力以及减少术后并发症的发生，需要进行更多的术前康复干预。

评价标准：观察国内外研究和文献，手术患者大于 70 岁都可以视作手术危险因素之一。

3. 职业

某些特殊的职业，比如矿工、煤炭工人以及需要长期接触放射性元素的患者等，都可能存在不同程度的职业损伤，因此也可以作为手术风险指标之一。

4. 体重

体重能够在一定程度上反映患者的营养状况。良好的营养状况是维持机体正常生命活动的重要保证，无论是营养不良还是肥胖都是手术的危险因素。

评价标准：以体重指数（BMI）来反映，BMI < 18.5 kg/m^2 表示体重过轻，BMI 18.5~24.9 kg/m^2 表示体重正常，BMI 25~29.9 kg/m^2 表示超重，BMI > 30 kg/m^2 表示肥胖。研究发现 BMI 指数 ≥ 28 kg/m^2，术后并发症增加。

5. 吸烟史

吸烟能够造成支气管黏膜的纤毛受损、变短，影响纤毛的清除功能。此外，黏膜下腺体增生、肥大，黏液分泌增多，成分也有改变，容易阻塞细支气管。对于手术风险的影响评估内容包括吸烟指数和戒烟时间。吸烟时间越长对于肺功能的影响越大，戒烟时间的长短与术后并发症发生率密切相关。研究显示，戒烟大于 4 周与术后并发症的减少密切相关。对于胸外科手术，国外要求戒烟 8 周才能进行手术，国内一般要求至少 2 周，但是只戒烟 2 周术后发生肺部感染的风险仍然较高。研究发现，术前戒烟时间短的患者通过呼吸康复训练也可以降低术后并发症的发生率。

评价标准：目前国际上并没有对术前吸烟指数评估的统一标准和指南，但是我们研究显示，吸烟指数 ≥ 800 年支（不考虑年龄因素）、吸烟指数 ≥ 200 年支且年龄 ≥ 60 岁、吸烟指数 ≥ 400 年支且年龄 ≥ 45 岁作为胸科手术的高危因素。

（二）肺功能评估

肺功能评估为静态肺功能测试，主要反映患者通气功能、气道阻塞情况以及弥散功能。第一秒用力呼气流速 FEV_1 作为预测肺切除手术风险的独立因素。Berry 等人的研究显示，术前 $FEV_1 < 30\%$ 预计值术后呼吸并发症的发生率为 43%。Licker 等人的研究中得出结论将 FEV_1 预计值 60% 作为预测手术并发症发生的临界值。此外，我们的研究中发现，PEF 同样也与胸外科术后并发症的发生密切相关。PEF 主要反映呼吸肌的力量及气道有无阻塞。简易通气指标亦可反映咳嗽能力，用力依赖性强。

评价标准：① $FEV_1 > 2.0$ L，危险小；1.0 L $< FEV_1 < 2.0$ L 危险增加；$FEV_1 < 1.0$ L 高危。② ACOSOG Z4099/RTOG 标准为 FEV_1 为 50%~60% 或年龄 > 75 岁和 DLco50%~60%。③ ACCP 标准为预计术后 $FEV_1 < 40\%$ 或 DLco $< 40\%$，研究显示，术前 PEF < 250 L/min 则存在术后排痰困难。

（三）心肺运动测试

运动负荷测试能够反映患者氧转运的能力，能提供患者更准确的心肺有氧代谢能力的信息。运动测试的结果往往跟静态肺功能没有直接的相关性。心肺功能评估主要采用 6 分钟步行测试、往返试验、爬楼梯、心肺运动试验等，通过峰值耗氧量、运动前后氧饱和度和心率的变化等指标反映患者氧转运能力。

评价标准：① ACCP 标准认为，$VO_2peak < 10$ mL/（kg·min）或者低于 35% 预计值为术后死亡非常高危；② 15 mL/（kg·min）$< VO_2peak < 20$ mL/（kg·min），围手术期并发症发生率和死亡率增加；③ $VO_2peak > 20$ mL/（kg·min）或者高于 75% 预计值为低危。

目前 6 分钟步行测试和往返试验都还没有一个标准化的评定结论，一些研究中把测试距离 400 m 作为判断的临界值。研究发现，步行距离小于 500 m 时，术后并发症的发生率增加。爬楼梯测试：爬楼高度大于 12 m，大约相当于 4 层楼的高度。若运动测试中氧饱和度下降超过静息氧饱和度的 4%，也被认为是围手术期危险因素。

（四）气道高反应性检测

常用检测方法：

（1）吸入激发试验　吸入激发试验常用的试验激发剂包括：①药物，如组胺和乙酰甲胆碱，都是最常用的试验药物。②高渗或低渗溶液。③过敏原提取液。

（2）运动激发试验　在室内环境中，患者要以尽可能大的运动量运动6~8分钟。患者应通过口呼吸，因此需要一个鼻夹。因为哮喘患者对运动后不适感的程度不同，心率是测量运动强度的理想方法。通过监测心率，适当地调整运动量，以保证安全。在运动激发试验中，运动后的 PEF 和 FEV_1 比运动前下降至少 15% 就可诊断为运动性哮喘。如果应用特异性传导（SGaw）或最大呼气中期流速 (FEF25~75，FEF50) 评价运动性哮喘，降低 35% 及以上具有诊断意义。一般在运动后 3~12 分钟可以记录到 PEF、FEV_1 和 SGaw 的最低值。一般用这个数值计算肺功能下降的百分数，评价运动性哮喘的严重程度。我们从哮喘病患者休息状态的肺功能水平预测不出运动后是否发生运动性哮喘和其严重程度。研究发现肺功能正常的哮喘病患者有 73% 发生运动性哮喘，在运动前存在气道阻塞的哮喘病患者中有 85% 可发生运动性哮喘。

（3）过度通气激发试验　借助患者的过度通气来进行激发试验。因过度通气所需条件所限，目前国内还未得到推广。

（五）呼气峰流速检测

常用检测方法：使用微型呼气峰流量测定仪进行测定。该仪器主要是测量 PEF，也就是用力呼气时，气流通过气道的最快速率，它的正确测量依赖于患者的配合和掌握正确的使用方法。目前流量测定仪的种类很多，但使用的方法大致相同：①取坐位，手拿仪器，注意不要妨碍游标移动，并确认游标位于标尺的基底部。②深吸气后将峰流速仪放入口中，用嘴唇包住咬嘴，避免漏气，尽可能快而用力地呼气，注意不要将舌头放在咬嘴内。③重复检查三次，选择三次的最高数值。

评估标准：男性 PEF ≤ 320 L/min, 女性 PEF ≤ 250 L/min 为手术后并发症的独立预测风险因素。

（王娇　常钧科）

第四节　术前饮食与营养评估

　　术前营养准备的目的包括补充营养摄入不足、改善疾病状态、避免体重减轻和调整肠道菌群。干预措施包括膳食指导、口服营养补充剂（oral nutritional supplementation，ONS）、全肠内营养（total enteral nutrition，EN）和肠外营养（parenteral nutrition，PN）支持。术前常规进行营养风险筛查，有营养风险者进行详细营养状况评价，根据评价结果制定并实施营养支持，优先考虑5~7天的ONS。因为日间手术的特殊性，营养评估可术前在门诊进行（图3-1）。

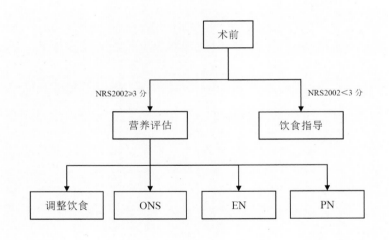

图3-1　术前饮食与营养评估流程

一、营养风险筛查（nutritional risk screening 2002, NRS 2002）

　　NRS 2002量表适用对象：18~90岁，住院1天以上，次日8时前未行手术，意识清者。排除对象：18岁以下，90岁以上，住院不过夜，次日8时前行手术，意识不清。主要内容如下（表3-3）：

表3-3　营养风险筛查评分简表

科室名称_____　病历号_____　床位_____　入院日期_____

姓名_____　性别：男□ 女□　年龄_____岁　住院天数_____天

诊断_____　　　　　　　　　　　　　　　联系电话_____

适用对象：18~90岁，住院1天以上，次日8时前未行手术，神志清者（是□，否□）

排除对象：18岁以下，90岁以上，住院不过夜，次日8时前行手术，神志不清（是□，否□）

（一）主要诊断：

评分0分，正常营养状况。正常营养需求。

评分1分，营养需要量轻度增加：
　　COPD急性发作或有并发症者□；肝硬化急性发作或有并发症者□；
　　其他慢性疾病急性发作或有并发症者□；髋骨骨折□；
　　血液透析□；实体恶性肿瘤患者□

评分2分，营养需要量中度增加：腹部大手术□；脑卒中□；重症肺炎□；血液恶性肿瘤□

评分3分，营养需要量重度增加：颅脑损伤□；骨髓移植□；APACHE评分大于10分的ICU患者□

　*小结：疾病评分：□0分□1分□2分□3分

==

（二）营养状况受损评分

1. 人体测量：身高（经过校正的标尺，校正至0.5 cm）_____m（免鞋）
　　　　　　体重（经过校正的磅秤，校正至0.2 kg）_____kg（空腹、病房衣服、免鞋）
　　　　　　BMI_____kg/m^2（<18.5，3分）

** 小结：_____分

2. 近期（1~3个月）体重是否下降？（是□，否□）；若是，体重下降_____kg
　　体重下降>5%是在□3个月内（1分）□2个月内（2分）□1个月内（3分）

** 小结：_____分

3. 一周内进食量是否减少？（是□，否□）
　　如果减少，较从前减少□25%~50%（1分）□51%~75%（2分）□76%~100%（3分）

** 小结：_____分

** 综合：营养受损评分□0分　□1分　□2分　□3分（注：上述3个**小结评分中取1个最高值）

==

（三）年龄评分（≥70岁为1分，否则为0分）□0分　□1分

==

（四）营养风险总评分：_____分（疾病评分＋营养状况受损评分＋年龄评分）
　　　　是否有营养风险：是□ 否□　（营养风险总分≥3分）

二、营养状况评价

营养评价内容包括膳食调查、人体测量、临床检查、实验室检查和营养状况评价工具等。临床上一般根据患者的疾病情况，结合营养评估结果进行综合评价。目前常用营养评价方法有：

（一）24小时膳食回顾调查

询问调查对象在前 1 天或 24 小时内进餐次数，食物种类、数量、剩余量，进餐时间及地点等相关信息，归纳算出患者平均的能量和营养素摄入量。

（二）体重指数

BMI 是目前最常用的体重–身高指数，是评价肥胖和消瘦的良好指标。

$$BMI = 体重 (kg)/[身高 (m)]^2$$

表3-4　我国成人BMI判定标准

等级	BMI（kg/m²）	等级	BMI（kg/m²）
体重过低	< 18.5	超重	≥ 24.0
正常	18.5~23.9	肥胖	≥ 28.0

（三）实验室检查

通过实验室检查可以提供客观的营养评价结果，并且可确定哪种营养素的缺乏，以指导临床营养工作。常用指标有：血清白蛋白、转铁蛋白、前白蛋白、血红蛋白等。

（四）主观整体评估

主观整体评估（subjective global assessment，SGA）是目前临床上使用最为广泛的一种通用临床营养状况评价工具。大量临床研究证明了 SGA 对于住院时间、死亡率和并发症的发生率有较好的预测效度，广泛适用于门诊及住院、不同疾病及不同年龄患者的营养状况评估（表 3-5）。

表3-5　主观整体评估量表

指标	SGA–A 级	SGA–B 级	SGA–C 级
饮食改变	无较少	摄食量减少或呈流质饮食	摄食严重减少或呈饥饿状态

续表

指标	SGA-A 级	SGA-B 级	SGA-C 级
胃肠道症状（恶心、呕吐、腹泻等）	无消化道症状	轻度消化道症状持续时间＜2周	重度消化道症状持续时间＞2周
活动能力	无限制	正常活动受限；或虽不能正常活动但卧床或坐倚时间不超过半天	活动明显受限，仅能卧床或坐椅子；或大部分时间卧床，很少下床活动
应激反应	无发热	近3天体温波动于37~39℃	体温≥39℃，持续3天以上
肌肉萎缩	无	轻度~中度	重度
皮下脂肪丢失	无	轻度~中度	重度
踝部水肿	无	轻度~中度	重度

营养评价结果：
营养状况评定：SGA-A 级，营养状况正常；SGA-B 级，轻~中度营养不良；SGA-C 级，重度营养不良。上述8项中，至少5项属于C或B级者，可分别判定为重或中度营养不良

三、术前饮食指导

（一）术前饮食模式

肺癌手术相比消化道手术不需要太长时间的术前肠道准备，但也不能增加胃肠道负担。术前一天饮食原则为高能量、低脂、适宜蛋白饮食，选择易消化的主食，忌暴饮暴食，避免高蛋白、高脂饮食引起的胃肠不适。术前一周保证每天200g水果，500g蔬菜，保证膳食纤维的摄入，避免术后便秘。

（二）术前饮食误区

术前严格禁食禁饮的原则很长时间被推荐作为择手术期的胃肠道常规准备，但易引起强烈的饥饿感、低血压、低血糖、焦虑、口渴等不适反应。术前确保患者胃排空，但不需要长时间禁食，目前术前6小时可进食淀粉类固体食物、牛奶、特殊医学用途食品等易消化的食物。但术前8小时禁食肉类、油炸等高蛋白、高脂食物。

四、术前营养支持

术前应对患者进行营养状况进行筛查。具备以下条件被定义为存在

高营养风险：①近 6 个月体重丢失 > 10%~15%；② BMI < 18.5 kg/m²；③ SGA 评分 C 级或 NRS2002 评分 > 5 分；④血浆白蛋白 < 30 g/L（无肝肾功能损伤）。如果有高营养风险和（或）营养不良，应该在实施加速康复外科前给予积极的营养支持，在营养状况得到改善后，再实施加速康复外科程序。

对于低营养风险的患者，术前进食高蛋白质食物（如鸡蛋、鱼、瘦肉、奶制品）和含碳水化合物的饮食，摄入目标能量为 25~30 kcal①/（kg·d），蛋白质为 1.2 g/（kg·d）。高营养风险的患者蛋白质摄入目标量至少 1.5 g/（kg·d）。由于这类患者多数不能通过正常的食物获得充足的营养，除高蛋白质食物以外，推荐高蛋白 ONS，每天保证三次 ONS，每日能量至少 400~600 kcal。当患者不能通过 ONS 的方式补充营养时，应考虑安置肠内营养管，进行 ≥ 7 天的管饲肠内营养支持。如果 ONS 或管喂肠内营养支持仍不能达到能量需要和（或）蛋白质，可行肠外营养支持改善营养状况。对于重度营养不良患者，术前进行 10~14 天的营养支持治疗是有益的，部分患者可延长至 4 周，营养不良的改善有利于减少手术风险。

（饶志勇　陈瑛翼　郑洁）

参考文献

[1] Batchelor TJP, Rasburn NJ, Abdelnour–Berchtold E, et al. Guidelines for enhanced recovery after lung surgery: recommendations of the Enhanced Recovery After Surgery(ERAS®) Society and the European Society of Thoracic Surgeons (ESTS)[J]. Eur J Cardiothorac Surg. 2019, 55(1): 91–115.

[2] Weimann A, Braga M, Carli F, et al. ESPEN guideline: Clinical nutrition in surgery[J]. Clin Nutr. 2017, 36(3): 623–650.

[3] 中华医学会肠外肠内营养学分会. 加速康复外科围手术期营养支持中国专家共识（2019版）[J]. 中华消化外科杂志, 2019: 897–902.

第五节　术前麻醉评估

一、术前麻醉访视与评估

肺癌日间手术患者的术前访视和初次评估在麻醉门诊进行，在此之前，

———————
① 1 kcal=4.86 kJ。

患者已经完成了由胸外科医生开具的术前检查，如血常规、肝肾功能、凝血功能、心电图、胸部CT、肺功能等。麻醉医生对患者的心肺功能、既往病史、检查结果等做出综合评估后，筛选出ASA 1~2级的患者进入日间手术流程，并根据患者自身病情特点制定麻醉方案，给出相应的术前优化建议（图3-2）。

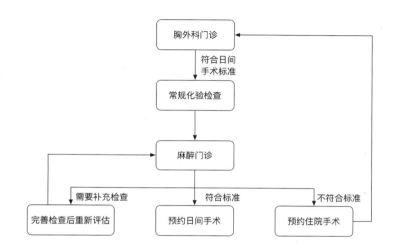

图3-2 四川大学华西医院肺癌患者日间手术术前评估流程图

对于肺癌日间手术患者，麻醉门诊评估的重点不仅在于患者是否可以耐受胸科手术，还在于患者是否能在术后达到日间手术的出院标准。

（一）气道评估

全面的气道评估能够筛选出一部分可能存在面罩通气困难、插管困难以及拔管困难的患者，从而建议他们预约住院手术而不是日间手术。

详细的气道评估应包含以下几个方面：①询问气道方面的病史，如打鼾或OSAS、气道手术史、颈部放疗史。②影像学检查，X线片、CT有助于评估困难气道及气道是否受压变窄。③体格检查，包括Mallampati分级、张口度、甲颏距离、颞颌关节活动度、头颈部活动度、颈部长度、颈周径、牙齿状况、上切齿长度、上切齿和下切齿之间的关系（图3-3）。

提示面罩通气困难的患者特征有：年龄大于55岁、打鼾病史、蓄络腮胡、无牙、肥胖（BMI > 28 kg/m²）。另外Mallampati分级Ⅲ或Ⅳ级、下颌前伸能力受限、甲颏间距过短（< 6 cm）也是面罩通气困难的危险因素。

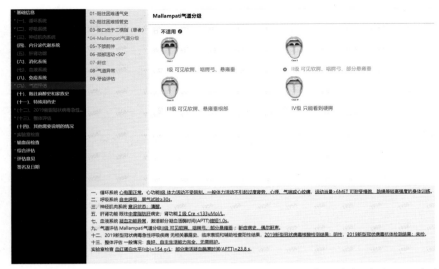

图3-3 四川大学华西医院麻醉科智能麻醉风险评估系统对气道的评估内容

（二）呼吸功能评估

所有的肺癌手术患者在术前都完成了呼吸功能的检查，胸外科医生会选择肺叶切除范围小、肺功能相对较好及手术时间短的患者行日间手术。麻醉医生对于患者的呼吸功能评估主要从三个方面进行：呼吸力学、气体交换和心肺相互作用。Slinger将三者的关系形容成"凳子的三条腿"，表示三个因素可以互相影响，叠加在一起能使患者风险增高（图3-4）。

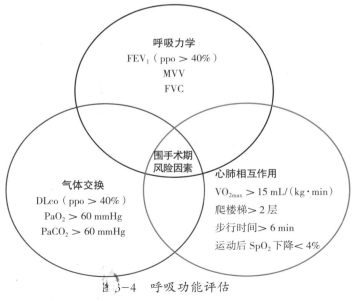

图3-4 呼吸功能评估

1. 呼吸力学

虽然肺功能检测的准确性在一定程度上依赖于患者的配合程度，但它依然是评价呼吸力学、评估患者能否耐受手术的主要方法，也是临床上筛选肺癌日间手术患者最常用的检查。肺功能报告中的 FEV_1、FVC、最大通气量（maximal voluntary ventilation，MVV）等指标与开胸手术的预后相关。预测开胸术后呼吸并发症最有效的单个检测指标是术后 FEV_1 预测值（$ppoFEV_1\%$），计算方法如下：$ppoFEV_1\%$= 术前 $FEV_1\%$ ×（1– 功能性肺组织去除量 /100）。$ppoFEV_1 > 40\%$ 的患者术后呼吸系统并发症的发生率低，$ppoFEV_1 < 40\%$ 的患者发生严重呼吸系统并发症的风险增加，$ppo\,FEV_1 < 30\%$ 时则存在高风险。

2. 气体交换

通常用动脉血气分析来评估患者肺的气体交换功能。动脉血气中 $PaO_2 < 60\ mmHg$ 或 $PaCO_2 > 45\ mmHg$，被视为患者不能耐受肺切除的标准。虽然随着经验的积累，不符合该标准的患者也已成功实施了肺部分切除手术，但此类患者不适合行日间手术。一氧化碳弥散能力（diffusing capacity of the lungs for carbon monoxide，DLco）能更好地评估肺泡表面功能。DLco校正值可通过与计算 FEV_1 相同的方法来计算肺切除后的值。如 $ppoDLco$ 低于40%，则与呼吸和心脏并发症的增加相关，并且相对于 FEV_1 有独立预测性。

3. 心肺相互作用

此指标是将呼吸力学和气体交换功能的损害与心功能和身体舒适度综合在一起评价。在现有的评估方法中，VO_{2max} 是判断开胸手术预后最好的预测指标。术前 $VO_{2max} > 15\ mL/（kg·min）$ 的患者术后并发症的发病率很低，$VO_{2max} > 20\ mL/（kg·min）$ 的患者很少发生并发症。如果术前 $VO_{2max} < 10\ mL/（kg·min）$，则尽量不行肺切除术。测量 VO_{2max} 非常昂贵且不易实施，可以通过其他方法替代评估。

6 分钟步行距离测试是最简单最方便的方法，并且与 VO_{2max} 具有很好的相关性。VO_{2max} 可以通过 6 分钟步行距离除以 30 来评估。例如：6 分钟步行距离为 450 米，估计 VO_{2max}=450/30=15 mL/（kg·min）。如果患者在运动中 SpO_2 下降超过 4%，则其风险亦增加。爬楼梯试验是另一个心肺功能的评估方法，也基本不使用任何实验设备，如果患者能爬 5 楼则意味着 $VO_{2max} > 20\ mL/（kg·min）$，能爬 2 层则 $VO_{2max} > 12\ mL/（kg·min）$。

（三）心血管系统评估

心脏并发症是导致胸科手术患者围手术期发病和死亡的第二大原因，据文献报道，开胸手术后心肌缺血的总体发病率为 5%，术后 2~3 天达到高峰。心律失常是肺切除术后常见的并发症之一，术后 1 周的心律失常发生率为 30%~50%，其中 60%~70% 为心房纤颤。对于拟行日间肺癌手术的患者，门诊评估时应该通过询问各种心脏疾病症状（如心绞痛、呼吸困难、晕厥和心悸）、心脏病病史（包括缺血性、瓣膜性或心肌病性心脏病史）、其他相关病史（高血压、糖尿病、慢性肾脏病、脑血管或外周动脉疾病史）以及查看心电图报告来排查潜在心肌缺血和心律失常风险的患者，建议其住院行手术治疗。

对于合并心血管疾病的患者，可采用代谢当量（Metabolic equivalent, MET）来评估心功能状态。1MET 定义为每千克体重每分钟耗氧量为 3.5 mL，这是坐位时的静息耗氧量。能达到 4METs 的活动且无症状预示预后良好。功能状态的指标包括：能够照顾自己，例如进食、穿衣或如厕（1MET）；能够不间断爬一段楼梯（12~16 级台阶），或者能够以 5~6 千米 / 小时的速度在平地行走（4METs）；能够从事家庭重活，例如擦洗地板、提举或移动重的家具，或者爬 2 层楼梯（4~10 METs）；能够参加剧烈运动，例如游泳、网球单打、橄榄球、篮球和滑冰（＞ 10METs）。

（四）其他疾病的评估

有研究表明，开胸术后以血清肌酐浓度显著升高为评价指标的肾功能不全与住院时间延长有关，但不增加死亡率，术前存在肾功能不全的患者需要严格管理以防止肾脏疾病的恶化。肾功能不全的预测因素包括：术前高血压、血管紧张素Ⅱ受体阻滞剂、使用羟乙基淀粉和传统开胸手术。

（五）四川大学华西医院麻醉特有评估系统介绍

我院针对围手术期风险评估及个体化管理，构建围手术期标准化数据元和数据集，自主研发完成麻醉前风险评估系统、辅助决策系统、手术麻醉信息系统以及麻醉手术后随访系统。在国内首次搭建老年围手术期术前－术中－术后全过程、结构化专科病例系统和信息数据平台，实现麻醉－手术多维参数信息的连续获取、系统功能评价、心血管不良事件、谵妄等不良事件风险分析、结构化报告和临床干预决策辅助。

门诊医生使用智能麻醉风险评估系统访视患者，该系统与医院 HIS 系统相关联，可自动获取患者的实验室检查结果。麻醉医生在麻醉风险评估系统中填写患者的情况后，辅助决策系统将利用自带的 14 个麻醉风险知识数据库（脓毒症、急性呼吸窘迫综合征、休克、呼吸衰竭、全身炎症反应综合征、通气困难评分、插管困难评分、心血管不良事件风险、肺部并发症风险、卒中风险、术后谵妄风险、急性肾损伤风险、术后恶心呕吐风险、术后中重度疼痛）计算出该患者的麻醉相关风险并给出评估意见（图 3-5、图 3-6）。

基本信息

姓名:	**性别:** 男	**年龄:** 48岁	**身高:** 181 cm	**体重:** 82 kg	**BMI:** 25.03 kg/m²
门诊号: 0033880308	**科室:** N/A			
门诊诊断:				
拟行手术: 日间手术				

基本生命体征

血压: 137/84 mmHg	**呼吸:** 19 次/分	**心率:** 85 次/分	**体温:** 36 ℃	**脉搏氧饱和度:** N/A %
当前吸氧浓度: 21 %				

辅助检查

血红蛋白水平: 154 g/L↑	**血小板计数:** 278 ×10^9/L	**淋巴细胞绝对值:** 2.90 ×10^9/L	**白细胞计数:** 6.50 ×10^9/L
门冬氨酸氨基转移酶: 21 IU/L	**谷氨酸氨基转移酶:** 25 IU/L	**白蛋白:** 47.5 g/L	**总胆红素:** 10.9 μmol/L
肌酐: 74 μmol/L	**血钾:** 4.09 mmol/L	**血糖:** 5.35 mmol/L	**国际标准化比值:** 1.00
血型: AB型(+)	**凝血酶原时间:** 10.7 s		
HIV抗原抗体复合物检测: 阴性	**梅毒螺旋体抗体:** 阴性	**TRUST实验:** 未查	**丙肝抗体:** 阴性
乙肝表面抗原定量: 阴性	**乙肝表面抗体定量:** 阳性 ↑	**乙肝e抗原半定量:** 阴性	**乙肝e抗体半定量:** 阴性
乙肝核心抗体半定量: 阳性 ↑			

评估描述

一、循环系统

心电图正常。无高血压、缺血性心脏病等病史。

心功能I级 体力活动不受限制。一般体力活动不引起过度疲劳、心悸、气喘或心绞痛，运动当量>6MET 可耐受慢跑、跳绳等较高强度的身体训练。

二、呼吸系统

自主呼吸，屏气试验≥30s。无呼吸困难、近1月呼吸系统感染等病史。

三、神经肌肉系统

意识状态：清醒，无卒中、短暂脑缺血发作等病史。

四、内分泌代谢系统

无甲状腺功能异常、糖尿病等病史。

五、肝肾功能

既往中度脂肪肝病史，转氨酶水平、白蛋白水平、总胆红素水平未见异常；肾功能I级 Cre <133μMol/L。

六、消化系统

无近1周消化道出血、胃食管反流等病史。

七、血液系统

凝血功能异常，激活部分凝血活酶时间(APTT)缩短1.0s。

八、免疫系统

无过敏史、免疫功能障碍等病史。

九、气道评估

Mallampati气道分级II级 可见软腭、咽腭弓、部分悬雍垂；鼾症病史，偶尔鼾声。

十、既往麻醉史和家族史

既往无麻醉史。

十一、特殊用药史

无抗心力衰竭药、抗凝/抗血小板药等特殊用药史。

十二、2019新型冠状病毒急性呼吸疾病

无相关暴露史、临床表现和辅助检查阳性结果；2019新型冠状病毒核酸检测结果：阴性；2019新型冠状病毒抗体检测结果：未检。

十三、整体评估

一般情况：良好，自主生活能力完全，无需照护。

图3-5 四川大学华西医院麻醉风险评估报告单

评估结果

1. ASA分级： Ⅱ级

2. 2019新型冠状病毒急性呼吸疾病

2019新型冠状病毒核酸检测结果：阴性。

2019新型冠状病毒抗体检测结果：未检。

3. 气道管理风险

通气困难评分1分，未见明显异常。

插管困难评分2分，未见明显异常。

4. 围术期不良事件风险评估

心血管不良事件风险：低危

卒中风险：低危

术后谵妄风险：低危

急性肾损伤风险：低危

肺部并发症风险：中危

术后恶心呕吐风险：中危

术后中重度疼痛风险：中危

评估意见

1. 麻醉计划： 全身麻醉。

2. 处置建议：

基于病史及检查等相关资料，患者围术期肺部并发症、术后恶心呕吐、术后中重度疼痛发生风险较高。

日间手术可预约。

图3-6 四川大学华西医院麻醉风险评估报告单评估结果及意见

（六）二次评估

患者入住日间病房后，当日的麻醉医生将对患者进行第二次术前评估，主要针对门诊评估到入院这段时间内患者的新发疾病（如上呼吸道感染）以及合并症的控制及优化程度，以决定患者当日能否进行日间手术。麻醉医生可以在麻醉易管理APP及手术室的手术麻醉临床信息系统上提前查看患者的麻醉风险评估报告单，达到与门诊评估的同质管理。

二、术前准备

手术打击往往与功能状态的急剧下降相关，而通常这一下降恢复非常缓慢。"预康复"这一概念通常用来形容增加术前活动耐量及优化功能状态以增加患者对手术打击的耐受程度的过程。对胸科日间手术来说，术前的预康复包括术前合并症优化、营养支持、体育锻炼、戒烟及焦虑控制。做好适当而有效的预康复，可以改善患者的手术承受能力，降低手术死亡率和并发症的发生率，加速患者康复。术前"NEW"预康复程序强调营养（nutrition）、锻炼（exercise）、焦虑（worry）及戒烟。这些生活方式的改变需要患者自身配合在术前做出改变。

（一）麻醉前合并症优化

1. 控制气管和支气管痉挛

术前控制不佳的哮喘会增加术后肺部并发症风险，但控制良好的哮喘不会增加术后额外的风险。术前患者需要将哮喘控制为无喘息，或呼气峰流速大于预计值 80%。对于胸外科患者，哮喘控制更加重要，这类患者建议在麻醉诱导 30 分钟前使用吸入性快速起效的 β 受体激动剂 2~4 揿或使用预制喷雾剂治疗。术中预防哮喘发作的措施包括：全身性用激素、避免使用有组胺释放作用的药物、术中使用利多卡因或氯胺酮减轻气道敏感性、术中使用支气管扩张药、减少对气道的刺激。

2. 控制高血压

术前高血压预示着术后并发症风险增加，但尚无证据明确术前高血压治疗到何种程度可减低术后并发症发生率。术前降压治疗的大部分药物应持续至手术当天，但为了避免术中发生严重低血压，术前 10 小时应停用 α_1 受体拮抗剂。血管紧张素转化酶抑制剂（ACEI）和血管紧张素 II 受体拮抗剂（ARB）会减弱术中肾素 – 血管紧张素系统的代偿性激活，导致较长时间的低血压，建议术前 24 小时停用 ACEI 和 ARB。

（二）营养支持

术前良好的营养状态对日间手术来说更为重要。手术会产生代谢的应激状态，机体会动员碳水化合物、脂肪及蛋白质储备。术前营养不良与术后不良预后风险增加相关，包括伤口愈合延迟、肌力减弱导致呼吸系统并发症，增加合并症发生率及延长康复时间。营养不良的危险因素包括高龄及女性，这类患者更加需要在术前纠正营养状态。营养不良高危的患者可以在术前由营养科进行营养评估及制订术前营养计划。

（三）体育锻炼

术前训练包括有氧运动等各种运动、呼吸训练和吸气肌训练，能增加患者的心肺功能储备，从而增加机体对手术及麻醉的耐受能力。对于胸科手术患者来说，术前呼吸训练更加重要。一项 Meta 分析显示，与不治疗或假治疗组相比，术前物理治疗（如有氧运动、呼吸训练和吸气肌训练）可减少择期心脏手术后的肺不张和肺炎的发生率，但是不能减少机械通气超过 48 小时的需求和死亡率。另外，物理治疗组患者的术后住院时间也显著缩短（减少3.21 日）。一项纳入 11 项研究、共 916 例参与者的系统评价，评估了术前锻炼疗法对肺部手术患者的作用，发现肺部手术前中等至高强度锻炼项目能改善有氧能力、身体素质和生存质量，还可减少术后并发症、缩短住院时长。

术前最好教会患者肺扩张的方法，如咳嗽、诱发性呼吸训练和自主深呼吸，每天 3 次，每次 15 分钟，有助于增加肺活量；也可用呼吸锻炼器帮助提高肺活量；若患者体力允许，可行登楼或其他体能训练。使患者在术前熟悉术后配合呼吸的方法，增强患者体能，以降低术后肺部并发症。

（四）提高认知功能

术前认知功能损伤是术后认知功能障碍（如谵妄）的重要危险因素。其他的危险因素还包括高龄、低教育程度、术前睡眠不足、酗酒、精神药物使用、虚弱、神经系统并发症（如卒中、创伤性颅脑损伤）、严重血管疾病及糖尿病。术前认知功能锻炼能提高患者术后认知功能，减少术后认知功能障碍发生的风险。一项针对 141 位拟行胃肠道手术的老年患者的随机对照研究发现，术前 3 次 1 小时的认知功能锻炼能显著降低术后认知功能障碍的风险（15.9% vs 36.1%）。针对术前高危的患者，可以进行术前认知功能训练，减少术后认知功能障碍发生的风险。

（五）禁烟

吸烟是术后多种肺部、心血管及伤口愈合并发症的危险因素。一项 2014 年的 Meta 分析发现，吸烟者术后肺部并发症（RR 1.73，95% CI：1.35~2.23）及伤口相关并发症（RR 2.15，95% CI：1.87~2.49）风险更高。肺手术患者大多有长期吸烟史。长期吸烟患者多伴有慢性支气管炎；血液中部分血红蛋白变成碳酸血红蛋白，携氧能力降低，氧解离曲线左移；术后痰量明显增加，加之术后伤口疼痛，咳嗽排痰能力下降。

虽然目前没有足够的证据支持短期戒烟与预后更差相关，但正在吸烟者和近期戒烟者（不足 8 周）在术后总体并发症或肺部并发症发生率方面的差异无统计学意义。另外一项关于胃癌手术患者的单中心试验发现，与非吸烟者相比，持续吸烟或戒烟时间不足 2 周的患者术后肺部并发症发生明显增加，戒烟 48 周的患者和戒烟 8 周或以上的患者术后肺部并发症发生率没有显著差异。目前没有证据证明短期戒烟会造成预后不佳，因此我们建议所有拟行择期手术的患者尽快戒烟。如果时间允许，更长时间（至少 8 周）的戒烟是最佳的。

（六）焦虑控制

术前焦虑抑郁与术后较差的功能恢复、术后疼痛及镇痛药物使用增加相关。2016 年一项系统评价发现，术前的心理准备（如行为指导、认知功能锻炼、放松疗法或情感集中锻炼）对减轻术后疼痛、缩短住院时间、改善行为康复有益。

术前教育能让患者及家属明白自己在康复过程中扮演的角色，能让患者及家属参与到术后疼痛管理的方案制订中来。

（梁鹏　许钊　梁霄）

参考文献

［1］Cohen NH, Eriksson LI, Fleisher LA, et al. Miller's Anesthesia[M]. Philadelphia, PA: Elsevier/Saunders, 2015.

［2］菲利浦·M 哈帝根. 胸科麻醉手册[M].柴小青, 包睿, 谢言虎, 译. 合肥: 安徽科学技术出版社, 2016.

［3］邓小明. 现代麻醉学[M]. 第4版. 北京: 人民卫生出版社, 2014.

［4］Arora RC, Brown CH 4th, Sanjanwala RM, McKelvie R. "NEW" Prehabilitation: A 3-Way Approach to Improve Postoperative Survival and Health-Related Quality of Life in Cardiac Surgery Patients[J]. Can J Cardiol, 2018, 34(7): 839-849.

［5］Kabalin CS, Yarnold PR, Grammer LC. Low complication rate of corticosteroid-treated asthmatics undergoing surgical procedures[J]. Arch Intern Med, 1995, 155(13): 1379-1384.

［6］Gillis C, Wischmeyer PE. Pre-operative nutrition and the elective surgical patient: why, how and what? [J]. Anaesthesia, 2019, 74 Suppl 1: 27-35.

［7］Van Rooijen SJ, Molenaar CJL, Schep G, et al. Making Patients Fit for Surgery: Introducing a Four Pillar Multimodal Prehabilitation Program in Colorectal Cancer[J]. Am J Phys Med Rehabil, 2019, 98(10): 888-896.

［8］Wynter-Blyth V, Moorthy K. Prehabilitation: preparing patients for surgery[J]. BMJ, 2017, 358: j3702.

［9］Pouwels S, Fiddelaers J, Teijink JA, et al. Preoperative exercise therapy in lung surgery patients: A systematic review[J]. Respir Med, 2015, 109(12): 1495-1504.

［10］Hulzebos EH, Smit Y, Helders PP, et al. Preoperative physical therapy for elective cardiac surgery patients[J]. Cochrane Database Syst Rev, 2012,11(11): CD010118.

［11］Saleh AJ, Tang GX, Hadi SM, et al. Preoperative cognitive intervention reduces cognitive dysfunction in elderly patients after gastrointestinal surgery: a randomized controlled trial[J]. Med Sci Monit, 2015, 21: 798-805.

［12］Gr nkj r M, Eliasen M, Skov-Ettrup LS, et al. Preoperative smoking status and postoperative complications: a systematic review and Meta-analysis[J]. Ann Surg, 2014, 259(1):52-71.

［13］Myers K, Hajek P, Hinds C, et al. Stopping smoking shortly before surgery and postoperative complications: a systematic review and Meta-analysis[J]. Arch Intern Med, 2011, 171(11): 983-989.

［14］Jung KH, Kim SM, Choi MG, et al. Preoperative smoking cessation can reduce postoperative complications in gastric cancer surgery[J]. Gastric Cancer, 2015, 18(4): 683-690.

［15］Powell R, Scott NW, Manyande A, et al. Psychological preparation and postoperative outcomes for adults undergoing surgery under general anaesthesia[J]. Cochrane Database Syst Rev, 2016, （5）: CD008646.

第六节　手术预约流程

一、预约排程信息系统

目前住院患者手术预约排程管理系统在很多医院已经较为成熟地运用于临床，通过建立预约排程信息系统，可制定并建立肺癌日间手术临床路径及相关标准；确定肺癌日间路径医嘱对应的检查检验项目及准入标准；确定术前术后的各种规范制度和标准文档；确定手术排程预约的管理实现流程和方案；确定日间手术随访及健康指导的实现方式和办法。

二、日间手术的预约申请流程

1. 日间手术患者信息录入

胸外科医生在门诊通过采集病史、影像学检查等判断就诊患者是否符合肺癌日间手术纳入标准（详见第三章第一节），将符合肺癌日间手术标准的患者的基本信息录入信息管理库，并预约手术时间。

2. 日间手术申请

门诊医生主要完成患者病情与日间手术准入路径是否一致的判定以及近期特殊情况核实（如发热、感冒、经期等），并于术前2周开具肺癌日间相关术前检查及入院证，进行日间手术申请。麻醉医生完成患者术前检查、检验的各项指标是否符合手术和麻醉要求的判定，麻醉风险评估合格后，手术申请提交至日间手术预约中心统一处理；不符合日间手术标准或麻醉评估要求的患者需要转住院做住院手术，或者再次检查评估。

3. 日间手术预约

日间手术预约中心的工作人员根据日间手术预约申请，完成日间病房的床位的预约、日间手术间的预约和确定、入院时间的确定和预估日间手术开始时间。

4. 日间手术管理

在执行日间手术患者预约排程前，必须确认已按手术要求完成日间手术前的患者信息核对、健康宣教、确认术前各项评估满足肺癌日间手术标准、手术申请相关信息完善等，才能进行预约。信息系统支持完成日间手术入院操作、完成日间手术后的随访及出院后的健康指导书等功能（图3-7）。

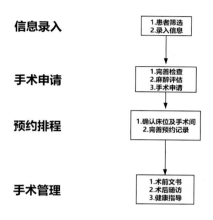

信息录入 → 1.患者筛选 2.录入信息

手术申请 → 1.完善检查 2.麻醉评估 3.手术申请

预约排程 → 1.确认床位及手术间 2.完善预约记录

手术管理 → 1.术前文书 2.术后随访 3.健康指导

图3-7 日间手术预约排程与内容

三、肺癌日间手术预约排程管理

日间手术预约排程是本系统最为核心的功能点。其预约排程效果直接影响日间手术的工作开展。其大致功能如下：

1. 预约排程内置排程管理模型

变量因子包括：预期病房床位闲置情况、预期手术间闲置情况、门诊医生排班及休假情况、麻醉医生排班及休假情况、预期法定节假日情况、已排程手术计划情况、目标手术间清洁时长、目标手术间腾空时长、不同手术单次时长情况、不同手术麻醉情况、手术医生手术质量情况、麻醉医生麻醉质量情况、医生手动更改排程计划情况等。通过不断训练模型，能提供较为公平合理的排程信息供医生进行范围选择。

2. 日间病房的床位管理

日间病房的床位是集合了医院已经开展日间手术的相关临床科室的部分床位共同组成的一个综合性质的床位集合，其最大特色是床位会根据患者对科室或专业有一定倾向性。合理分配和管理相应床位非常重要。

3. 床位预约/手术预约管理

日间手术预约中心根据预约申请，最终完成预约操作。由于预约申请是医生提供的可选范围，实际完成预约是由日间手术预约中心实现，保证了预约的公平和合理。

4. 预约后管理

主要针对已经预约完成的手术间的使用情况进行管理，即根据实际情况，对已经完成预约计划的手术间进行跟踪管理，在预约计划未能如期进行时，需要第一时间释放手术间的占用状态，便于下一次预约。

手术预约排程管理，规范化了日间手术预约，合理、科学地利用了有限医疗资源，实现了医疗资源利益最大化；完善的手术预约管理系统可以相对有效控制非计划事件所带来的影响，使肺癌日间手术能够更加顺利地开展下去，是肺癌日间手术预约系统里不可缺少的一部分。

（董映显　宋文鹏）

第七节　术前健康教育

随着微创胸腔镜技术的蓬勃发展及麻醉技术的不断进步，肺癌日间手术发展趋向成熟。日间手术患者留院时间较传统住院手术更短，接受直接医护服务时间有限，因此良好的术前健康宣教可影响诸多日间手术效率指标，如爽约率、当日手术取消率、床位周转率、患者满意度等。四川大学华西医院日间手术中心为肺癌日间手术患者提供最优化健康宣教模式，科学管理围术期健康宣教工作，使患者掌握各阶段健康宣教内容，更好地配合手术，提高患者的依从性和满意度，保障日间手术工作的高效运转。

一、入院前管理护士准入和岗位职责

护士准入：因入院前管理对护士管理、协调能力要求比较高，入院前管理团队的护士由较高年资护士担任，需有综合的知识储备，如熟悉医院各项规章制度、医疗政策法规、医疗收费和报销流程等，需具备多个临床科室的工作经验，有较强的团队协作意识及良好的沟通和语言表达能力。

岗位工作职责主要如下：①掌握肺癌日间手术准入制度，与手术医生进行沟通联系，树立主动服务的意识；②制作更新肺癌日间手术术前宣教提示卡，体现健康宣教的科学性与专业性，充分体现日间手术的专业特点；③与开展日间手术的外科医生和麻醉医生进行沟通，合理完成手术排程工作。

二、肺癌日间手术健康宣教流程

术前健康宣教包括两个时间点：预约手术时的院前时段、入院后的术前时段。通过这两个时段的宣教，保证患者及时准确地完成术前检查，按计划入院手术，保障日间手术中心的有效运转（图3-8）。

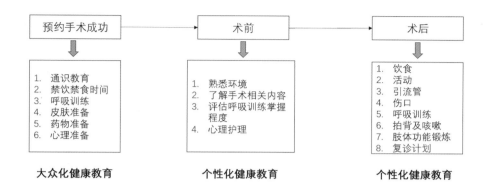

图3-8　日间手术肺癌患者入院前宣教流程

（一）预约手术时院前宣教

1. 资料审核及告知

肺癌日间手术患者首先在胸外科专科医生门诊处就诊，医生完成诊断且评估患者符合日间手术准入条件后，为其开具日间手术入院证、术前检查。预约护士通过信息系统获得患者资料，再次评估患者是否符合日间手术纳入标准，提示患者检查、检验、麻醉评估注意事项。患者根据导诊信息完成相应术前检查后，主刀医生及麻醉医生完成审核，预约护士按照"八对原则"，准确核对患者的姓名、性别、年龄、登记号、诊断、拟手术名称、检查报告是否齐全、检查报告日期是否在有效期内等，均审核无误后预约手术。根据手术医生、患者、手术间情况，预登记手术。未通过审核的患者由专科医生进行再次评估，是否需要更改手术时间或收入专科普通病房。

2. 手术预约排程及宣教

院前管理护士根据肺手术时间合理预约患者数量，并于术前 1 天将预约情况上报手术调度中心。排程结果于术前 1 天反馈至日间手术病房，便于病房护士进行工作安排。日间手术预约后，预约护士首先评估患者基本健康情况、沟通能力以及宗教信仰，并介绍日间手术模式，行术前心理护理，缓解患者焦虑情绪，并指导手术的后续流程。护士需询问患者有无高血压、糖尿病史，有无手术的特殊禁忌药物，指导患者手术前正确服用药物，术前预防感冒及女性患者避开月经期，术前戒烟 2 周以上。

3. 预约时院前健康教育

肺结节手术患者完成手术预约和排程后，医护人员将对其进行院前宣教。术前宣教内容包括基本内容和专科内容。

　　基本内容包括：手术所需费用、社保报销咨询、指导患者在社保报销有效期以内完成检查、指导患者出院后备份病历的方法。提醒患者术日不可化妆、戴隐形眼镜、涂指甲油，有活动性假牙应当取下，住院时需自备防滑拖鞋、洗漱物品等生活用品，符合留陪的患者，需自备陪伴床盖被等。

　　专科内容包括：告知患者禁食禁饮时间、介绍手术过程、指导患者正确使用疼痛评估工具，根据麻醉评估单提醒术后恶心呕吐（PONV）高危患者自备口香糖等，提醒患者领取呼吸训练器并学习在家练习。

　　除口头宣教之外，根据胸外专科医生要求，院前管理采用多种方式形成具有专科特色的术前宣教。本科室针对各专科术种制作了有针对性的入院宣教短片、纸质宣传手册、"互联网＋"院前教育等，在长期的工作实践中，也证实了对患者进行多元化宣教可达到更好的效果。

（二）入院后术前健康教育

1. 术前宣教内容及形式

　　入院后当天的术前健康教育内容主要包括术后饮食、体位与活动、手术伤口护理、引流管护理、疼痛护理、康复训练、院中用药、术后饮食计划等。

　　（1）口头宣讲、答疑

　　肺癌日间手术术前宣教内容主要包括：①术前 6 小时禁固体食物，术前 2 小时可进食清流质；②术前功能锻炼：A. 教会患者有效咳嗽的方法（深吸气、关闭声门、打开声门、爆破性用力咳嗽）；B. 讲解预防深静脉血栓的下肢运动（如股四头肌的伸缩锻炼和踝关节的旋转运动）；C. 练习患侧肩关节活动、手臂上举运动等；③讲解入院手术流程；④准备医保报销所需资料。

　　（2）多媒体演绎形式

　　播放简短生动的多媒体影像为患者及家属讲解疾病的病因、治疗方式、预后和注意事项等，展示胸外科医生对手术的术前准备、治疗过程以及术后可能发生的并发症。采用一对一视频教学方法，指导患者正确使用呼吸训练器，帮助患者掌握术后呼吸训练方法。

　　多媒体演示直观生动，形象具体，内容全面，通俗易懂，可使患者充分了解肺癌日间手术治疗的基本情况及围手术期积极配合治疗的重要性，减少患者对手术的恐惧感，对宣教内容的记忆方法由被动记忆转变为主动记忆，调动患者的听觉、视觉认知功能，确保在较短时间内掌握围手术期各阶段健康宣教内容，缓解患者术前焦虑情况，改善手术结局。

　　（3）短信形式

　　肺结节手术患者入院前，预约护士将采用短信形式告知患者当天入院时间段及重点注意事项。短信内容包括入院的时间、地点、需携带的用物、术前准备等，如编辑短信模板为："您已成功预约 ×× 医院日间手术，请于202× 年 × 月 × 日 × 时准时入院，请您带齐所有的检查报告（血常规、凝血、输血全套、生化 1+4、专科检查、心电图、胸部 CT、术前麻醉评估单、核酸报告）前往第 × 住院大楼 × 楼办理入院。如您有疑问或患有高血压、糖尿病等其他疾病及明日不能手术的情况，请及时联系我们，日间手术中心联系电话如下：×××××××。请保持电话通畅，我们会再次与您确认手术，祝您早日康复。"

（4）"互联网 +"管理

随着医院在信息化与大数据科技领域的建设，日间手术预约管理也受到了新兴的"互联网 +"医疗形式的巨大推动作用，包括微信公众号、微博及智能信息系统等。微信公众号平台上详细记录了出院指导内容供患者阅读，使健康教育的普及时间、方式自由化。此外，平台上还可发布疼痛工具的使用方法，协助术后患者及时识别疼痛并进行下一步处理。日间手术中心推行"互联网 +"患者管理平台，从患者院前检查、麻醉评估、术后预约、院前等待、入院手术、居家恢复等方面进行全程医疗护理服务，平台所发布的健康教育内容也可反复观看，确保健康宣教的有效性。

"互联网 +"管理健康宣教形式融合了语音、视频、图像、在线沟通等多种形式数据，使患者获取医疗需求的形式不再受地点、空间、时间等现实条件的限制，并且在数据库中记录了术前患者需求，后台工作人员定期对其进行统计分析，为院前健康宣教管理工作持续质量改进提供可靠依据。

三、肺癌日间手术患者沟通规范

（一）指导患者术前准备

院前管理护士在沟通过程中应不断评估患者沟通能力与理解能力，必要时变换交流方式，确保患者准确无误理解术前宣教。对于听力异常、理解能力较差且年龄超过 65 岁的患者，院前管理护士应联系患者家属再次进行术前健康指导。

预约护士根据病种类型制定了电话随访内容，包括：①确认接电话者是患者本人还是家属；②查对患者姓名、性别、年龄、诊断；③询问患者次日手术是否能按时到达；④询问患者是否有高血压、糖尿病、其他基础疾病及服药史；⑤行专科术前健康指导、告知患者拟采用的麻醉方式及术前禁食禁饮要求；⑥告知患者他的手术医生、疾病基础知识，列举成功病例，缓解患者紧张情绪；⑦告知患者术前需完成入院缴费；⑧提醒患者手术期间需带一名年满 18 岁的家属；⑨如患者是少数民族或国外人士，询问其是否可说汉语或有翻译人员。

（二）术前告知规定

四川大学华西医院日间手术中心从流程信息、术前行为信息、感觉信息、康复策略、症状管理干预、健康教育方式六个方面进行规范术前告知内容。

表3-6 术前告知规定

	术前告知规定
流程信息	日间手术排程信息、入院流程、入院时间段、出院流程等
术前行为信息	围手术期患者需要采取的一些行为或活动，例如：术前禁饮禁食、练习使用呼吸训练器、手术体位、深呼吸训练姿势、康复饮食选择、康复活动、肢体训练
感觉信息	与患者手术治疗行为相关可能有的感觉：如术前禁食禁饮的空腹感、麻醉苏醒后的感受、术后疼痛可能持续的时间、手术后可能发生恶心呕吐等
康复策略	提供良好的术后康复环境：院内硬件设施先进齐全、训练有素的医护团队、多学科镇痛小组、术后营养管理团队、"无痛"病房的建设等
症状管理干预	"口香糖"疗法、音乐疗法、芳香疗法及其他的护理干预措施
健康教育方式	通过医护面对面、发放术后健康手册、微信公众号、微博公众号、互联网＋等多平台对围手术期患者及家属进行健康干预

（黄明君）

参考文献

[1] 郑荣寿, 孙可欣, 张思维, 等. 2015年中国恶性肿瘤流行情况分析[J]. 中华肿瘤杂志, 2019（1）：19-28.

[2] 叶敬霆, 孙超, 陆世春, 等. 电视胸腔镜手术在肺结节诊治中的研究进展[J]. 中华胸部外科电子杂志, 2018, 5（2）：118-123.

[3] 戴燕, 张雨晨, 马洪升. 四川大学华西医院日间手术护理规范[J]. 华西医学, 2017, 32（11）：1693-1695.

[4] 蒋丽莎, 谢晓兰, 戴燕, 等. 四川大学华西医院日间手术入院前管理规范[J]. 华西医学, 2019, 34（2）：133-136.

[5] 戴燕, 李继平, 刘素珍, 等. 华西医院日间手术服务模式的构建[J]. 四川医学, 2013, 34（7）：1124-1126.

[6] 戴燕, 马洪升, 张雨晨. 日间手术护理任重道远[J]. 华西医学, 2017, 32（11）：1659-1660.

[7] 戴燕, 马洪升, 张雨晨. 华西日间手术护理管理制度规范构建与实践[J]. 华西医学, 2017, 32（4）：497-499.

第八节　入院前再评估

入院前再评估是为了再次判断患者是否符合日间手术准入条件，降低患者围手术期风险，明确病灶变化情况，评估患者手术指征。因此，胸外科医生需要根据患者术前检查结果进行入院前再评估，这是保障手准确性和必要性的重要步骤。

一、核查内容

（1）核查门诊病历是否完善，主诉、个人史、吸烟史、既往史、患者个人信息等需要填写完整（新冠肺炎疫情期间入院前需完成流行病核查）。

（2）核查血液学检查结果，明确血常规、生化、凝血功能、输血前全套有无异常结果，确认血型。

（3）核查影像学检查结果，明确肺部结节是否明显增大、缩小，肺部是否有感染征象；明确头部和腹部影像学（骨扫描）检查是否有异常。

（4）核查心肺功能检查结果，明确肺功能是否满足手术要求，是否存在COPD或气道高反应等；心电图是否提示心律失常和心脏疾病。

（5）核查麻醉门诊评估结果，明确是否存在影响日间手术的因素。

（6）核查手术拟订方案，再次确认手术部位和手术方案。

二、异常结果处理

（1）血红蛋白提示中重度贫血，血小板 $< 50 \times 10^9$/L需前往血液科就诊治疗，暂缓日间手术；白细胞计数提示感染者，建议内科就诊，明确是否存在急性感染。

（2）肝肾功能轻度异常，患者无特殊病史，无明显异常不适可进行日间手术。如肝肾功能明显异常，应前往相应科室就诊。

（3）凝血功能异常者，需仔细询问病史和家族史，如有无出血倾向，是否容易发生皮下瘀斑、鼻出血、牙龈出血等；明确患者是否服用阿司匹林、氯吡格雷、降脂药或非甾体抗炎药（可能导致维生素 K 缺乏）等，若患者无日间手术禁忌的心血管相关疾病，术前应停药用 7 天，延迟手术。

（4）高血压患者经降压治疗后，术前血压仍高于 160/100 mmHg，建议心内科就诊调整血压。

（5）糖尿病患者若术前糖化血红蛋白（HbA1c）＞ 8%，或空腹血糖＞

7.8 mmol/L，餐后 2 小时血糖＞ 10 mmol/L，需内分泌医生调整至可接受范围后，方可接受日间手术。

（6）血前全套检查异常者，医务人员术中需做好防护，并合理安排手术台次以节约接台间隔时间。

（周坤　郑羽）

第四章

肺癌日间手术围手术期管理

第一节 麻醉管理

肺癌日间手术的管理与ERAS紧密相连。ERAS的概念在20世纪90年代由Kehlet等提出，提供了多学科的综合管理模式，旨在让患者快速恢复术前基线功能状态。整体上看，ERAS能减少住院时间，增加患者满意度，同时能减少住院费用。

对胸外科手术患者进行ERAS管理需要更加谨慎，这类患者通常为围手术期并发症风险高危人群。胸外科手术患者普遍年龄较大，合并症更多，包括COPD、高血压、冠心病等。胸外科手术患者往往有吸烟习惯或有吸烟史。这些因素常会造成住院时间增加，围手术期并发症及死亡风险增高。胸科手术ERAS路径术前部分着重于降低手术风险，优化术前状态。术中部分着重于少阿片的多模式镇痛及减少术后并发症的一些措施。术后部分则着重预防常见并发症，包括缺氧、谵妄及疼痛控制不佳。

纳入日间肺癌手术的患者，已在麻醉门诊完成了术前麻醉评估和筛选，按照临床路径，目前四川大学华西医院日间手术中心ASA 1~2级的患者才进入日间手术流程。胸腔镜肺癌切除手术的麻醉处理主要取决于患者疾病及手术对呼吸、循环系统功能的影响，主要麻醉技术包括肺隔离和单肺通气技术、术中容量管理、多模式镇痛、预防术后恶心呕吐等。ERAS理念下的日间手术麻醉管理，需要麻醉医师熟练掌握手术和麻醉相关的病理生理基础，相关理论和操作技能，从而减少相关并发症，加速患者术后康复。

一、术中监测

监测是麻醉管理的基本环节，胸外科手术术中监测的原则与其他手术基本相似。ASA 推荐的监测包括两类：重复监测，是指以稳定、快速的方式定期和频繁重复测量，例如自动无创血压（non-invasive blood pressure，NIBP）；连续监测，是指长时间、不间断的测量，例如心电图（electrocardiograph，ECG）。其中，ECG、脉搏血氧饱和度和 NIBP 是 ASA 推荐的标准监测。此外，体温、吸入氧浓度、呼气末二氧化碳、潮气量及气道压力也是 ASA 提倡的常规监测指标。胸外科日间手术患者往往手术持续时间较短，一般不需要进行动脉血压等有创监测。由于手术通常以侧卧位进行，因此，应在患者处于仰卧位时就连接好监测，改变体位后重新检查监测的连接，必要时重新安置。手术开始后一旦出现并发症或紧急事件，则术中很难再增加监测。

目前四川大学华西医院日间胸外科手术患者常规监测包括：ECG、NIBP、脉搏血氧饱和度、体温、吸入氧浓度、呼气末二氧化碳、麻醉气体浓度、潮气量及气道压力。

二、麻醉与手术体位对患者的影响

（一）手术体位对患者的影响

在改变体位之前，必须对患者的所有监测、液体通道、气管导管的固定、呼吸机的工作情况以及患者的氧合进行核查后再开始改变体位。改变体位后再次确认以上环节是否正常，由于体位改变后，隆突和纵隔会向患侧移位，可能导致双腔支气管导管套囊位置改变，所以需再次确认双腔支气管导管的位置。在改变体位的过程中，麻醉医师需注意患者的生命体征，并保护患者头颈部以及气道，在团队协作下由麻醉医师发出指令完成体位改变。需注意手术体位对患者存在一些病理生理的影响，包括：

1. 低血压

胸腔镜肺癌切除术体位一般为侧卧位，患侧在上。仰卧位诱导插管后，由于麻醉后外周血管阻力降低，改变体位时低血压的发生很常见，由于肺科手术限制性补液，所以需及时给予合适剂量的血管活性药物，尤其需注意：侧卧位后，液体通道位于上方肢体，血压袖带位于下方肢体，测出来的血压往往比实际血压偏高，所以一旦发现低血压，更应该积极处理，尤其是右侧卧位。

2. 神经血管并发症

侧卧位下一些特定的神经血管可能会出现损伤，必须关注。其中侧卧位下的臂丛损伤报道尤为常见，主要原因包括：下方肢体臂丛受压，上方肢体臂丛的牵拉损伤。所以，必须在胸下垫上相应的棉垫或者硅胶垫，防止患者的身体重量直接压迫下方手臂。但是需注意，若垫料太高，也可能压迫腋路臂丛。

3. 通气

侧卧位后，双侧肺的通气发生了明显改变。清醒状态下，正常患者由仰卧位转变为侧卧位，通气/血流比值仍保持平衡。由于重力的影响，下肺的血流较上肺增多，但下侧膈肌的收缩较上侧更明显，同时下肺的顺应性处在压力 – 容量曲线更佳的区域，所以下肺的通气也相应增加 10%。双肺由于体积和构造的差异，其顺应性曲线也不同，全身麻醉后机械通气的患者，由于麻醉、肌松、开胸等综合因素的影响，这种肺顺应性的差异则被放大。当体位由仰卧位转变为侧卧位后，重力作用下肺血流增加，但其通气量并未相应增加，而通气量较好的上肺血流却较少，通气/血流比值的失调加大了发生低氧血症的风险。

4. 肺不张

一般情况下，仰卧位诱导插管后，一般平均 6% 的肺实质发生肺不张。但是，当改变至侧卧位后，肺不张的发生率会减少至 5%，而且这种减少趋势主要发生在通气侧肺。对于合并肺部疾病的患者，由于肺部的病理生理改变更复杂，所以，对于肺不张的预测相当困难，而后期肺复张的策略以及呼气末正压通气（PEEP）的应用则显得更为重要。

5. 肺血流的分布改变

侧卧位后由于重力作用的影响，非通气侧肺的血流减少 10%，而通气侧的血流增多。但除了重力的影响之外，肺组织内源性的自动调节，对肺血流的再分布影响更大。低氧性肺血管收缩（hypoxic pulmonary vasoconstriction，HPV）就是一种内源性补偿机制，旨在减少缺氧肺区的血液量。单肺通气HPV 的主要刺激因素是低氧血症，无论是由通气不足还是吸入低浓度氧气，均可诱发 HPV。肺血管收缩的强度也取决于暴露于缺氧的肺段的大小。有临床研究发现，仅凭静脉麻醉对 HPV 的影响较小，一侧肺吸入 8% 和 4% 浓度的氧气造成缺氧，另一侧肺吸入 100% 纯氧造成富氧肺，则导致血流从缺氧肺转移到对侧富氧肺，心输出量从基础的 52% 分别到 40% 和 30%。

（二）麻醉对患者的影响

胸腔镜肺癌切除术一般采取气管插管全身麻醉，而通常选用双腔支气管导管进行肺隔离，保留自主呼吸的不插管全麻（tubeless）也有报道，由于其具有一定争议，并未大规模推广。目前四川大学华西医院日间胸腔镜肺癌切除术患者均采用双腔支气管插管下的全身麻醉。关于肺隔离单肺通气（one lung ventilation， OLV）技术将在后面章节单独描述，此处重点讨论全身麻醉本身对患者病理生理的影响。

1. 诱导后低血压

由于麻醉药物的外周扩血管作用，静脉血管的明显扩张，导致回心血量减少、心输出量下降、血压下降，所以诱导后低血压十分常见。临床工作中，针对诱导后低血压，常用防治措施包括诱导期间的容量填充，血管活性药物的使用，选用扩血管作用更弱、循环更稳定的依托咪酯等药物。

近年来在 ERAS 理念的影响下，提倡患者术前 2 小时进食无渣清饮料，循环稳定的情况下尽量减少补液量，尽早拔除相应管道，包括尿管。而对于日间肺癌患者，由于术中不安置尿管，在保证安全的前提下实施限制性液体治疗策略，所以，诱导后低血压似乎更为常见，需及时给予血管活性药物。

2. 麻醉中各种因素对 HPV 的影响

理论上侧卧位 OLV，心输出量的 50% 血流由于在非通气侧未进行氧合，肺内分流导致低氧血症，但实际情况，这种分流只占到 20%~30%，主要的影响因素就是 HPV，但是麻醉中许多因素会影响 HPV 的自我代偿机制，其中部分可通过麻醉管理来控制。

OLV 期间，通气侧肺的肺血管阻力增加，特别是给予 PEEP 导致下肺血管阻力显著增加而抑制手术侧肺的 HPV 反应。在下肺使用 PEEP 对使萎陷的区域扩开，改善通气，从而提高动脉氧分压；但同时，由于增加通气侧肺血管阻力使手术侧肺血流增加，因此在使用 PEEP 时应注意二者的平衡（表 4-1）。

表4-1　HPV影响因素

增强 HPV 因素	减弱 HPV 因素
代谢性和呼吸性酸中毒	代谢性和呼吸性碱中毒
高碳酸血症	低碳酸血症
混合静脉血氧合轻度降低	低体温
发热	左房压力升高
	使用挥发性吸入麻醉剂，> 1 个最低肺泡有效浓度（minimum alveolar concentration，MAC）
	血液稀释

三、日间胸腔镜肺癌切除术的气道建立

（一）肺隔离措施

1. 肺隔离措施的选择

胸外科手术最常用的气管插管及通气策略是通过 OLV。OLV 是帮助肺部手术暴露术野的标准方法。目前用于肺隔离技术的气管导管主要有三种类型：左侧或右侧双腔支气管导管（double-lumen tube，DLT）、带支气管封堵器的单腔

气管内导管、置于主支气管内的单腔气管内导管。而胸外科日间手术患者因其特殊性，目前华西医院日间手术中心主要选择以 DLT 为主的肺隔离技术。

DLT 可以实现任意一侧肺的隔离或选择性通气。DLT 有独立的气管腔和支气管腔，2 根导管并排相连，其中气管腔为较短导管（末端于隆突之上），支气管腔为较长导管（置于主支气管中）。管腔采用不同颜色标示：气管腔为白色，支气管腔为蓝色，标示的位置分别为：连接部位、套囊和测压囊。气管套囊（高容、低压、白色）靠近气管腔的尖端，置于气管隆突之上；较小的蓝色支气管套囊靠近支气管腔的尖端，置于恰好高于上叶支气管起始处。左侧 DLT 和右侧 DLT 的目的是将支气管导管置于相应的主支气管内，其长度和形状适合该侧支气管的解剖学特点。

对于每例患者选择何种尺寸的 DLT 目前尚未达成共识。临床上，大小合适的 DLT 应当满足：抽出支气管套囊气体时，空气能够通过；当套囊内充入气体体积小于 3 mL 时，能够保证封闭。为此，理想 DLT 的支气管腔直径应该比患者主支气管的直径小 1~2 mm。插入过大的 DLT 可能会损伤气管或支气管，甚至使其破裂。DLT 过小可能导致肺隔离不充分、气道阻力增加、支气管套囊过度充气，或者容易置入支气管过深而阻塞上叶支气管。DLT 尺寸的选择，通常基于患者性别和身高，或基于放射学（CT）测量的气管或支气管内径。

日间胸腔镜肺癌，由于手术一般不涉及支气管成形等操作，而且手术实践较短，周转较快，所以一般推荐选择左侧 DLT，理由包括：

（1）相较于封堵器（bronchial blockers，BBs）、优林管（Univent tube）、单腔气管导管（ETT）等，DLT 盲插一次性到位成功率高，减少了反复调整导管引起的气管支气管黏膜损伤。

（2）术中操作时不容易移位。

（3）便于吸引。

（4）由于右上肺开口部分患者存在变异，无纤支镜引导时右侧双腔支气管导管右上肺开口未必能准确对位，所以，除非必须使用右侧 DLT 的情形，常规推荐使用左侧 DLT（表 4–3）。

表4–2 DLT、BBs、Univent管的优缺点

选择	优点	缺点
DLT	①成功放置速度快 ②很少需要重新定位 ③隔离的肺可进行 FOB 检查 ④隔离的肺可进行吸引 ⑤可额外添加 CPAP ⑥随时任意一侧肺进行 OLV ⑦无 FOB 时仍可成功放置	①型号选择难度更大 ②气道困难或气管异常的患者难以放置 ③不适合术后机械通气 ④潜在的喉部损伤 ⑤潜在的支气管损伤

续表

选择	优点	缺点
BBs	①型号选择相对简单 ②配合 EET 即可使用 ③放置期间可以同时机械通气 ④呼吸困难患者和儿童使用更容易 ⑤术后取出后即可长时间双肺通气 ⑥可选择性隔离肺叶 ⑦对隔离的肺和肺叶可进行 CPAP	①定位耗时更长 ②术中容易移位 ③需停药 FOB 定位 ④由于右上肺解剖开口，右肺隔离较困难 ⑤不能对隔离的肺进行 FOB 检查 ⑥不能对另一侧肺进行 OLV ⑦对隔离肺吸引较困难
Univent 管	①同 BBs ②移位发生率较 BBs 低	①同 BBs ②与 EET 相比较，通气阻力更大，外径更粗

表4-3　右侧DLT的适应证

适应证	临床因素
左支气管开口解剖异常，扭曲	气管外肿瘤压迫或者气管内肿瘤阻塞
	降主动脉瘤
手术累计左侧支气管	左肺移植
	左侧支气管破裂
	左肺全切 *
	左肺袖式切除

　　*：左肺全切时也可使用左侧DLT或者BBs，但是在钳夹左支气管时必须将导管或者BBs退出至气管。

2. DLT 的选择

　　大小合适的左侧 DLT 支气管尖端应比患者左支气管直径小 1~2 mm，以便支气管套囊进行充气。由于日间胸腔镜患者肺部情况一般较好，手术操作相对较简单，术中需要导管内吸引的概率较低，所以一般推荐保证通气的前提下，尽量选择偏小的 DLT，以减少气管黏膜损伤，因为相对 ETT，DLT 外径明显较粗。

表4-4 不同型号ETT与DLT外径的比较

单腔管			双腔管		
内径	外径	周径	外径	支气管内径	纤支镜型号（mm）
6.5	8.9	26	8.7	3.2	2.4
7.0	9.5	28	9.3	3.4	2.4
8.0	10.8	32	10.7	3.5	2.4
8.5	11.4	35	11.7	4.3	≥ 3.5
9.0	12.1	37	12.3	4.5	≥ 3.5

表4-5 DLT型号的选择标准

性别	身高（cm）	欧美推荐 DLT 型号	华西麻醉科推荐 DLT 型号
女性	< 160	35*	32
	> 160	37	35
男性	< 170	39#	35
	> 170	41	37

*：对于身高小于152 cm的女性，应该结合CT片选择型号，或者考虑32 Fr。

#：对于身高低于160 cm的男性，考虑使用37 Fr。由于国人体型相对欧美人种较小，所以无论单腔管还是双腔管，临床实际操作过程中，导管选择明显小于欧美标准，尤其在我国南方地区更为明显。

（二）双腔管的放置技巧

左侧 DLT 通常比右侧 DLT 更容易放置。在喉镜下经声带置入支气管腔导管尖端，拔出管芯，在左侧 DLT 前进的同时向左旋转 90°。传统上，判断左侧 DLT 位置的方法是在气管和支气管套囊充气后进行听诊。如果放置适当，气流经过两个管腔时会听到相同的双侧呼吸音。夹闭气管腔的通气将导致左侧有呼吸音，而右侧无呼吸音；夹闭支气管腔则右侧有呼吸音，而左侧无呼吸音。

近年来随着可视化技术的发展，一次性使用的可视双腔管已进入临床应用，极大地方便了麻醉医师双腔管的放置成功率，但相比较传统的双腔管，价格更昂贵一些。对于非可视双腔管的放置，临床常用两种方法：

1. 盲插

可以使用普通直接喉镜或者可视喉镜暴露声门，当支气管导管套囊（蓝色）通过声门后，朝目标支气管旋转90°（如左侧DLT，此时向左旋转90°），无阻力时将DLT插入合适的深度。但是，由于左右支气管与气管的夹角差异，ETT更容易进入右侧支气管。研究显示，在左侧DLT盲插中，24%~39%会置入右主支气管内。这是因为右主支气管的位置更垂直，与气管方向更接近于一条直线上。已有多种技术用于避免这一问题，其中一个方法是在推进导管的同时使用环状软骨推移手法。在一项研究中，使用该方法将DLT置入左主支气管的首次成功率高达100%。

所以，我们推荐在放置DLT时使用环状软骨推移手法：当支气管套囊通过声带导管左旋90°后，助手将患者环状软骨推向右侧，导管尖端则很容易进入左侧支气管；反之，插入右侧支气管时将环状软骨推向左侧。因为环状软骨加压后，导管中段承受目标支气管反方向的受力后，导管尖端则翘向目标支气管反向（图4-1）。

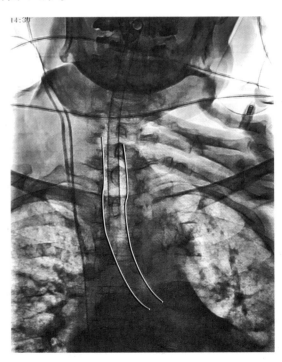

图4-1　环状软骨加压后ETT尖端变化图

如果在没有纤支镜引导下推进左侧DLT，距门齿的近似深度可通过方程计算：12+[患者身高（cm）/10]。双腔管盲插的深度与成年患者的身高具有很好的线性关系。而对于亚洲人来说，很多身高低于155 cm的患者，此公式的预测性大打折扣。

2.纤支镜引导

当使用直接喉镜暴露，DLT支气管套囊通过声带后，可使用纤支镜进行引导将导管尖端送入一侧支气管。但有研究显示，DLT一次到位率方面，纤支镜引导（77.8%）与盲插法（90%）相比较并不占优势，且耗费时间更长（188秒 vs 88秒），因为纤支镜视野较小，操作者有时候在隆突上方并不能很准确地判断左右支气管开口，且由于纤支镜柔软，引导插入过程中可能移位。所以，纤支镜主要在盲插后进行定位。

3.DLT的定位

DLT的定位主要有两种方法：

（1）听诊法　简单快速无创，但是准确性欠佳。需注意胸骨旁听诊时，可能因为呼吸音的传导，导致被隔离的肺仍然听得到呼吸音。每次体位改变后需重新听诊确认导管位置（图4-2）。

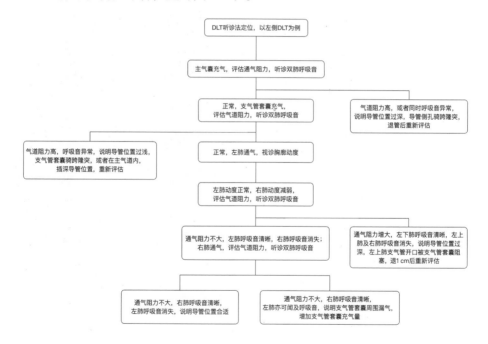

图4-2　听诊法DLT定位流程

（2）纤支镜定位　此法准确性高，但是需要有适合的纤支镜，如型号、消毒等。尤其需注意每次使用后必须严格消毒，避免交叉感染，同时操作期间的无菌观念不强，也可影响患者的术后肺部感染。

以左侧 DLT 为例，首先将纤支镜插入主气道通气侧，可观察到左侧 DLT 尖端进入了左侧支气管，且当支气管套囊注气膨胀后不出现套囊骑跨隆突的情形。理想状态下，纤支镜视野可见蓝色套囊位于左支气管开口下方 5 mm。纤支镜识别右上肺支气管开口特别重要，进入右上肺支气管开口后，可发现三个段支气管开口（尖、前、后），这是气管树中唯一存在三个开口的结构。然后将纤支镜插入支气管通气侧，确定导管的通畅性和安全边界。纤支镜必须识别到左上叶和下叶开口，排除导管过深阻塞左上叶开口。

4. 放置 DLT 的相关问题

DLT 放置过程中常见的问题包括移位和气道损伤。DLT 移位最常见的原因包括支气管套囊过度充气，导致导管弹出；外科操作过程中的牵拉；摆动体位过程中头颈部活动。所以变化体位后需重新听诊或者使用纤支镜再次定位。DLT 移位后可能在术中单肺通气时出现肺塌陷不良，此时可使用吸痰管吸引，判断导管通畅度的同时，可将肺内残余部分气体抽出一些，加快肺塌陷进程。但是吸引完毕后必须将吸引管取出，以免缝合时将其缝住。

气道创伤和气管或支气管膜部破裂是 DLT 的潜在并发症。气道创伤主要由于 DLT 型号过大或 DLT 较小，进入一侧支气管，导致气道撕裂或破裂。在使用 DLT 期间，气道创伤可能会造成意外的呼吸环路漏气、皮下气肿、大量气道出血反流入 DLT 中，甚至支气管导管尖端或套囊从支气管破口突出至胸腔内，外科操作时可发现。如怀疑上述任何问题并发症，应及时行纤支镜检查和手术修补。另一个潜在的问题是在单肺通气期间，在通气侧肺出现损伤，导致张力性气胸。

DLT 位置不当是 OLV 期间发生低氧血症的最常见原因。一项前瞻性研究发现，当 OLV 期间出现低氧血症时，其中 65% 是由于 DLT 移位所致。纤支镜可识别许多听诊方法漏诊的 DLT 位置不当。患者体位改变后再次确认导管的位置至关重要，可通过听诊或最好选择纤支镜检查来确认。

右侧 DLT 插管方式与左侧相似，在喉镜下右侧 DLT 的支气管腔导管尖端通过声带后，拔出管芯，DLT 向右旋转 90° 并进入支气管。相对左主支气管，右侧 DLT 放置支气管套囊的允许误差范围很小，在患者变换体位后或者当发生低氧血症时，应当使用纤支镜检查导管位置。

（三）困难气道的肺隔离

1. 术前气道评估

胸科手术患者术前评估可能存在潜在困难气道，部分患者诱导后发现系预料之外的困难气道。据报道，原发性肺癌患者 5%~8% 可能合并咽部尤其是会厌部位的肿瘤。肺癌患者术前均有颈部和胸部影像学检查，在建立气道之前，麻醉医师必须浏览 CT 检查，了解有无气道受压扭曲变形，右上肺支气管开口有无异常（部分患者右上肺开口位于隆突上方）。若合并降主动脉瘤或者气管内肿瘤、气管变形等情况，左侧 DLT 可能出现放置困难。

2.先插入 SLT 保证通气，再进行肺隔离

此类发生困难气道时的处理难度高于其他非胸科手术患者，因为除了建立气道，这些患者术中需要单肺通气。肺癌患者对于困难通气的处理原则同一般困难气道的处理。由于 DLT 相较 SLT 插管更困难，所以当出现困难插管时，可先在可视喉镜或者 FOB 引导下插入 SLT，以保证通气，然后可考虑使用 BBs 进行 OLV，尤其是经鼻插管患者。经口插管患者若需要严格的肺隔离，可使用适合的换管器进行更换 DLT。

3.使用换管器更换 DLT

换管器最好是中空且有适配装置以便经换管器进行高频通气。换管器必须具有一定的弹性，长度至少 83 cm，尖端最好有一定弯曲，以减少操作过程中损伤气道的风险。一般来讲，35 F、37 F 的 DLTs 推荐使用 11 F 的换管器，而 14 F 的则适用于 39 F、41 F 的 DLT。使用换管器更换导管前，必须在体外首先进行测试，嗅花位利于导管的更换，润滑换管器外表以利于顺利通过导管管腔。当换管器插入 SLT 时，深度不要超过 24 cm，以免引起气道意外破裂或者气管、支气管穿孔。抽出 SLT 套囊后拔除 SLT，将 DLT 支气管孔沿换管器插入，值得注意的是，即便使用了换管器，也推荐使用可视喉镜暴露或者普通喉镜，以便 DLT 顺利通过声带，最终 DLT 的定位同样使用听诊法或者 FOB。

（四）气管造瘘患者的肺隔离

对于存在气管造瘘患者，若行胸科手术，首先必须了解造瘘口的形成时间，是否是 2 周以内的新鲜造瘘口，这种造瘘口在更换导管的过程中，可能出现瘘口自动封闭、更换导管进入假腔等情况。对于肺新鲜造瘘口患者，若需要行肺隔离，DLT 从造瘘口进入后最大的问题是容易移位，因为此时患者的上呼吸道变短，而传统的 DLT 相对较长。所以，可以使用以下方法进行 OLV：

（1）经造口插入 SLT，然后使用 BBs。

（2）更换为带套囊的气切导管，然后使用 BBs。

（3）经造口插入专门为气管造瘘的患者设计的 Naruke DLT，比常规 DLT 更短。

（4）经造口插入小型号的 DLT。

（5）如果有可能的话（造口上方结构完整，无狭窄），可经口插入 DLT

或者 BBs。

总之，胸科手术的肺隔离措施主要取决于以下几方面因素：

（1）患者自身的气道解剖。

（2）肺隔离指征。

（3）科室的设备。

（4）麻醉医师的个人经验。无论如何肺隔离时需遵循"ABC"原则：

A：Anatomy，气道解剖。临床肺隔离失败常见的原因就是麻醉医师不熟悉气道解剖，术前未进行气道解剖的评估。

B：Bronchoscopy，纤支镜。使用纤支镜引导及 DLT、BBs 定位是麻醉医师实施胸科麻醉需掌握的最近本的技能。

C：Chest imaging，胸部影像学检查。麻醉医师选择肺隔离措施之前必须看胸部影像学检查，尤其是胸部 CT，了解患者有无气道变形、气道解剖异常，尤其是选择右侧 DLT 时，必须了解右上肺开口的位置。

四、日间胸腔镜肺癌切除术的通气管理

（一）麻醉诱导及维持

由于诱导期间纯氧给氧去氮后，肺泡内氧气吸收肺泡塌陷，引起肺不张。据报道纯氧诱导后 10% 的肺组织会发生萎陷，严重的可达到 50%。由于低浓度氧维持麻醉有安全上的顾虑和增加术后恶心、呕吐发生率，有人主张在麻醉中应用 80% 氧气。研究表明，麻醉诱导时使用 80% 氧气可将肺不张的发生率从 6.8%（100% 氧气）减少到 0.8%，同时手术切口的感染率也明显下降。所以，目前在华西医院全身麻醉诱导一般推荐采用 80% 的吸入氧浓度。但是，对于胸科手术患者需注意，如吸入非纯氧后，由于肺泡内仍会残留大量氮气，OLV 开胸后，由于非通气侧肺组织内氮气无法吸收，造成肺塌陷不全或者缓慢，所以，目前在四川大学华西医院日间手术中心，对于需进行 OLV 的手术，仍推荐纯氧吸入诱导并维持至开胸后 OLV。

麻醉诱导药物的选择遵循少阿片多模式镇痛的原则，常规使用静脉麻醉诱导，由于日间手术患者住院时间短，术后镇痛以及预防 PONV 显得尤为重要。在四川大学华西医院日间手术中心，NSAID 作为多模式镇痛的一线用药，在日间病房术前半小时使用，作为预防性镇痛，详见疼痛管理章节。麻醉诱导前静脉注射地塞米松预防 PONV，详见术后恶心呕吐的防治章节。

麻醉维持采用少阿片联合神经阻滞的多模式镇痛策略，使用丙泊酚、七氟烷、地氟烷维持麻醉深度，瑞芬太尼镇痛，选用短效肌松剂，由于肺癌日间胸腔镜手术时间较短，四川大学华西医院日间手术中心常规仅诱导时使用足量肌松剂，术后常规使用新斯的明拮抗肌松残余。术毕手术室内或者 PACU

内拔管，Aldrete 评分＞9 分后送回日间病房。

（二）通气模式的选择

1. 正压通气的影响

全身麻醉下行胸外科手术时，多采用正压控制通气。胸肺顺应性正常患者每毫米水柱压力改变可有 40~50 mL 肺容积的变化，正压通气使用的压力为 10~15 cmH_2O（1 cmH_2O=98 Pa），可使潮气量达到 8 ml/kg，即可维持机体的需求。当肺有湿变或其他占位病变使胸腔容积或肺容量减少均将使胸肺顺应性降低，须增大通气压力才能达到所需的潮气量。一般气道阻力不宜超过 30 cmH_2O，特别是合并肺大泡或严重肺气肿、空洞性肺结核等，压力过大有发生肺泡破裂形成气胸的可能，开胸前形成高压气胸或开胸后于健侧形成气胸均将影响回心血量和通气，导致严重低氧、低血压，甚至发生心脏骤停等事件。

正压通气时，胸腔内压力作用于肺血管，使肺循环阻力在一定程度上升高，由于心脏的代偿能力，一般尚可维持正常状态。当血容量不足或严重心功不全时，使用过高的正压通气将影响心输出量。另外，通气压力过高可影响脑静脉回流，使颅内压升高。

同时，由于 OLV 可导致一系列肺损伤，据报道肺切除术后急性肺损伤的发生率通常为 2%~4%，肺切除范围与术后急性肺损伤的发生率成正比，全肺切除术甚至可达 8%。为了尽量降低 OLV 期间肺损伤风险，围手术期通气推荐肺保护性通气策略。

2. OLV 中的肺保护性通气策略

单肺通气使手术区域肺萎陷不仅有利于明确病变范围，提供舒适的手术操作条件，还有利于减轻非切除部分肺的机械性损伤。然而，肺萎陷毕竟非生理状态，除了涉及潜在的低氧血症，还要注意防治肺萎陷 - 复张所致的肺损伤。因此，单肺通气管理需要注意两点：一是未经通气的去氧饱和血流分流引起动脉血氧分压下降；二是非通气侧肺萎陷以及通气侧肺正压通气所致的肺损伤。因此，在麻醉过程中要尽量减少肺内分离，其次在单肺通气时要采用保护性通气策略，以减轻对通气侧和非通气侧肺的损伤。肺保护性通气策略的目标：减少呼吸机引起的肺损伤、炎症，以及肺泡过度扩张和周期性肺不张引起的损伤，同时维持充分氧合。主要策略包括：

（1）小潮气量　4~6 ml/kg（根据双肺通气的 6~8 ml/kg 适当调整）；研究证实，低 VT 对有肺损伤史的危重患者有益，对没有肺损伤的患者也有益；OLV 期间接受低 VT 通气的患者炎症标志物减少，但结局可能未见改善。

（2）滴定呼吸频率　通过调节呼吸频率将 ETCO_2 和 PaCO_2 大致维持在患者的基线水平。

（3）允许性高碳酸血症 允许性高碳酸血症（permissive hypercapnia，PHY）是最近几年提出且被证实的一种危重患者的保护性策略，即治疗呼吸衰竭患者时，允许 $PaCO_2$ 有一定程度的升高，$PaCO_2$ 控制在 80 mmHg 以下，以避免大潮气量、过度通气引起的肺损伤。此策略在某些肺疾病，如急性呼吸窘迫综合征（ARDS）、COPD 和支气管哮喘患者机械通气中应用取得较好的效果，明显降低了气漏、肺实质损伤及脱机困难等并发症的发生。有研究显示高碳酸血症在 OLV 期间可能有益，高碳酸血症可以增强 HPV，并使氧合血红蛋白解离曲线右移，促进组织供氧，从而可能加快创伤愈合和减少感染性并发症。但必须将高碳酸血症的益处与颅内压增高、肺高压、心肌抑制和肾脏灌注降低的风险相权衡。日间胸腔镜肺癌切除术患者一般情况良好，所以通气过程中不推荐允许性高碳酸血症。

（4）PEEP OLV 期间 PEEP 过高可使通气侧肺的血流转移，导致分流增加。小潮气量时 PEEP 设置为 5~10 cmH_2O。对于重度阻塞性肺疾病患者，应降低 PEEP 水平或慎用 PEEP。COPD 患者由于存在内源性 PEEP，其程度与阻塞性肺疾病的严重程度呈负相关，内源性 PEEP 使外源性 PEEP 的影响变得无法预测，所以外源性 PEEP 设置 0~5 cmH_2O。对于已确诊严重阻塞性肺疾病的患者，或呼气气流被下一次呼吸打断的患者，即使是低 PEEP 也应慎用，以免造成动态过度充气。我们推荐调节 PEEP 值直至达到最大呼吸系统顺应性及最佳气道驱动压，即所谓的个体化 PEEP。

（5）限制气道驱动压 调节驱动压上限为 15 cmH_2O。尽管目前缺乏安全上限的证据，但高气道驱动压与单肺通气后肺部并发症相关。

（6）最低吸入氧浓度（fraction of inspired oxygen，FiO_2） 能将血氧饱和度（oxygen saturation，SpO_2）维持在 90% 以上的最低 FiO_2 水平。高 FiO2 会导致通气侧肺发生吸收性肺不张，从而增加肺内分流降低氧合。另外，高氧产生的有毒氧自由基可导致急性肺损伤，但尚不清楚其导致急性肺损伤的氧浓度阈值。术侧肺的复张会加重这种氧化应激，导致血管通透性增加和肺泡 – 毛细血管膜水肿。因此，使用低 FiO_2 进行肺复张可减轻这种损害。但是，对于肺癌日间手术患者，由于一般情况尚可，OLV 前我们建议吸入纯氧，保证充分给氧去氮，加快术侧肺的塌陷，以利于外科操作，加快手术速度，减少麻醉时间。OLV 期间根据患者情况可使用低 FiO_2，恢复双肺通气后，使用低 FiO_2 膨肺，并继续低 FiO_2 通气，加重 PEEP，预防肺不张。

（7）肺复张手法 肺切除完成后关胸前，进行气道及主支气管吸引，将可能的血液及分泌物尽量吸引干净。同时进行 30 cmH_2O 压力维持 30 秒的肺复张手法，尽可能消除肺不张区域，同时检查吻合口是否存在漏气。

目前四川大学华西医院日间手术中心胸科患者术中均采用上述肺保护性通气策略进行术中通气管理。

（三）OLV的实施

1. OLV的实施目标

保证基础氧合的前提下，采取相应措施，让术侧肺尽快萎陷，以利于外科操作，减少手术时间。基于以上目标，我们推荐：

（1）诱导开始至单肺通气期间吸入高浓度氧，充分给氧去氮，避免术侧肺内氮气残留，不能吸收，影响术侧肺的塌陷速度和治疗。

（2）摆好体位后术侧胸膜腔未打开之前不急于OLV，以免OLV期间，术侧肺由于纵隔摆动持续被动呼吸，吸入空气，不利于肺塌陷。

（3）打开胸膜腔前，断开螺纹管，DLT套囊抽气，停止机械通气，一旦胸膜腔打开，术侧肺会自然部分塌陷，若此时肺未塌陷，由于环路断开，说明患者本身可能存在肺粘连或者术侧支气管狭窄、阻塞影响气体排除。

（4）1分钟后开始进行OLV，OLV期间的通气模式管理采用上述的肺保护性通气策略。

2. OLV术中低氧血症的诊治

严重的或紧急的低氧：如果可能行双肺通气。

若属于逐渐发生的低氧血症，则采取以下措施。

（1）确保氧气浓度为100%。

（2）纤支镜确认双腔管或阻塞器的位置。

（3）确保心输出量，降低吸入麻醉药浓度<1%。

（4）予以通气侧肺手法复张（可能一过性地使低氧血症加重）。

（5）予以通气侧肺5 cmH_2O PEEP（肺气肿患者除外）。

（6）予以未通气侧肺1~2 cmH_2O CPAP（CPAP前予以该侧肺手法复张）。

（7）未通气侧肺间断膨肺。

（8）未通气侧肺部分通气技术：①氧气吹入；②高频通气；③肺叶塌陷（使用阻塞器）。

（9）限制未通气侧肺血流（钳夹肺动脉，减少肺内分流）。

五、日间胸腔镜肺癌切除术围手术期液体管理

围手术期液体治疗作为麻醉管理的重要组成部分，其主要目的是维持器官和组织灌注，保证组织氧供需平衡，保护脏器功能。然而，实现和保持最佳的液体平衡是胸科麻醉管理的一大挑战。麻醉会降低有效循环血容量，从而减少组织灌注和供氧，输液是维持术中血流动力学稳定的一线方法。液体不足可能导致低血容量和器官功能障碍，液体过量则与水肿、吻合口瘘和肺损伤有关，两者都显著影响围手术期发病率和死亡率。与其他手术相比，胸科手术液体过量的潜在危害更加严重。因此，液体管理是胸科手术围手术期的重要问题。

（一）术前禁食禁饮

ERAS 方案对传统的术前禁食禁饮指南提出了质疑。文献显示，手术前 6 小时禁食固体食物并在手术前 2 小时口服补液是安全的，并可以改善预后。有些方案鼓励在手术前 2 小时内饮用碳水化合物饮料，可缩短住院时间和减轻胰岛素抵抗。四川大学华西医院肺癌日间手术患者采用目前推荐的 "2-4-6" 禁饮禁食原则。

（二）限制性液体输注策略

基于 ERAS 输液策略的第二个内容是限制术中输液量以避免血容量过多。虽然维持正常血容量所需的液体量难以确定，并且 "限制性" 策略也并不统一，但这种方案下的液体管理可以减少大手术的并发症。有研究者提出了限制性输液策略（restrictive fluid administration strategy，RFAS），即在手术过程中只使用晶体液，在没有大出血的情况下将术中液体量限制为 1.5~2 L。限制晶体液输入的限制性液体策略能减少肺部并发症，并且促进术后早期拔管。

尽管液体管理方案需进行个体化，从而最优化心输出量及氧气供应，过多的液体量（如围手术期 24 小时内输入液体量＞3 L）与胸科术后急性肺损伤及康复延迟有关。有研究发现，急性肺损伤（ALI）风险会随着围手术期液体量增加 500 mL 而增加（OR1.17，95% CI：1.00~1.36）。

RFAS 的主要问题是诱发急性肾损伤（AKI）的风险。美国胸外科医师协会（society of thoracic surgeons，STS）的数据表明，胸科术后肾衰竭的发生率仅为 1.4%，但这仅反映了需要肾脏替代治疗的情况。根据 RIFLE 和 AKIN 的 AKI 标准，胸科手术后的 AKI 的发生率约为 6%，并且与住院时间延长，发病率和死亡率增加有关。术中针对少尿的治疗并不会改善患者预后，因此在胸科手术患者不推荐在术中针对少尿进行液体治疗。有研究发现，胸科术中限制液体量为 ≤ 3 mL/（kg·h）并不是术后 AKI 的危险因素。

四川大学华西医院肺癌日间手术患者术前禁食时间短，排空膀胱后开始麻醉，不留置尿管，术中补充晶体液（乳酸林格液）3~5 mL/（kg·h）。非出血等意外情况下根据患者循环情况合理及时使用血管活性药物维持生命体征，以间羟胺、麻黄碱、去甲肾上腺素为主。

（三）液体种类：晶体液或胶体液

胶体液在全麻手术中通常会用来进行补液及扩容。然而胶体液体相比晶体液有很多其他副作用。羟乙基淀粉因可能引起凝血功能异常及肾功能异常，因此在胸科手术中需要避免使用。曾有回顾性研究发现在肺切除患者中使用羟乙基淀粉会导致 AKI。所以，在四川大学华西医院日间手术中心，所有肺癌患者术中补液以晶体液为主。低体温在胸科大手术中是一项常见并发症，所有肠外液体在使用时均推荐进行加温以避免出现低体温。在该中心，液体加温并非常规，主要原因考虑：

（1）手术时间短，以腔镜手术为主，热量消耗低。

（2）手术室内温度不低于22℃，所有布料桌单均非一次性，保温措施较好。

（3）节约患者成本费用。但对于一些以外出血、手术时间＞2小时，可考虑使用加温毯或者输液加温进行保温。

（四）血管活性药物使用

胸科手术过程中全麻及肋间神经阻滞的使用常常会导致轻到中度的低血压。在发生低血压时，比起使用额外的液体治疗，应该在需要时使用小剂量血管活性药物来维持血压。

基础以上证据，华西医院胸外科日间手术患者的围手术期液体管理策略总结如下：①在术前2小时使用温水或专用口服液200 mL口服以促进术后胃肠道功能恢复。②术中采取限制性液体输注策略，围手术期使用晶体液＜6 mL/（kg·h）或总量不超过2 L。③在血流动力学不稳定时避免给予额外液体，使用小剂量血管活性药物维持血压，通常使用间羟胺或麻黄碱。④不保留尿管，麻醉前常规排空膀胱。

六、PONV预防

术后恶心呕吐是围手术期最常见的不良反应，发生率可高达30%，在高危人群中发生率甚至可以高达80%。PONV体验非常糟糕，会显著降低日间手术患者的满意度。同时PONV的发生会显著增加患者在PACU的停留时间，增加非计划入院率，增加医疗费用。因此PONV的预防和治疗在日间胸科手术的麻醉管理中是非常重要的一环。

（一）患者PONV风险评估

患者PONV风险评估及评分可以指导预防及治疗。常用的PONV风险评分为简化Apfel评分，包括四个危险因素，分别为女性、PONV病史和（或）晕动症、非吸烟状态及术后阿片类药物使用。0、1、2、3、4个危险因素的存在分别对应约10%、20%、40%、60%及80%的PONV发生率。每个危险因素为1分，则据此可将患者分为低风险组（0~1分），中风险组（2分），高风险组（≥3分）。而四川大学华西医院日间胸科手术患者在麻醉门诊进行术前评估时，手术麻醉系统即可判断PONV的风险分层，因此根据患者术前访视记录即可得知患者PONV风险，采取不同的预防方案（图4-3）。

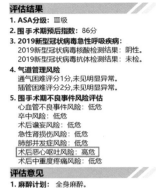

评估结果
1. **ASA分级:** Ⅲ级
2. **围手术期预后指数:** 86分
3. **2019新型冠状病毒急性呼吸疾病:**
   2019新型冠状病毒核酸检测结果: 阴性。
   2019新型冠状病毒抗体检测结果: 未检。
4. **气道管理风险**
   通气困难评分1分,未见明显异常。
   插管困难评分2分,未见明显异常。
5. **围手术期不良事件风险评估**
   心血管不良事件风险: 低危
   卒中风险: 低危
   术后谵妄风险: 低危
   急性肾损伤风险: 低危
   肺部并发症风险: 低危
   术后恶心呕吐风险: 高危
   术后中重度疼痛风险: 低危

评估意见
1. **麻醉计划:** 全身麻醉。
2. **处置建议:**
   基于病史及检查等相关资料,患者围术期术后恶心呕吐发生风险较高。

图4-3　四川大学华西医院麻醉风险评估报告单(部分)

(二)PONV预防

低危患者使用 1 种类型的止吐药(5-HT$_3$ 受体拮抗剂或地塞米松)。中危组考虑使用 2 种不同类型的止吐药物。高危患者在使用 2 种不同类型的止吐药物的同时使用全凭静脉麻醉(TIVA),以减少吸入麻醉药物引起的PONV。除了传统的药物治疗外,2017 年一项前瞻性初步研究发现,在预防PONV 方面,口香糖并不比昂丹司琼差。因此术后患者可于 PACU 及病房使用咀嚼口香糖进一步预防 PONV(图 4-4)。

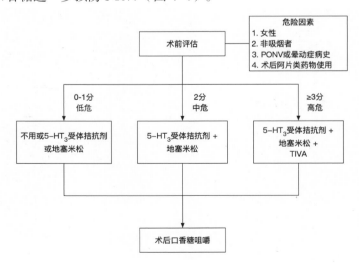

图4-4　四川大学华西医院日间胸科手术PONV预防路径

(梁鹏　许钊　梁霄)

参考文献

［1］Kehlet H. Multimodal approach to control postoperative pathophysiology and rehabilitation[J]. Br J Anaesth, 1997, 78(5): 606–617.

［2］Batchelor TJP, Ljungqvist O. A surgical perspective of ERAS guidelines in thoracic surgery[J]. Curr Opin Anaesthesiol, 2019, 32(1): 17–22.

［3］Rogers LJ, Bleetman D, Messenger DE, et al. The impact of enhanced recovery after surgery(ERAS) protocol compliance on morbidity from resection for primary lung cancer[J]. J Thorac Cardiovasc Surg, 2018, 155(4): 1843–1852.

［4］Li S, Zhou K, Che G, et al. Enhanced recovery programs in lung cancer surgery: systematic review and Meta-analysis of randomized controlled trials[J]. Cancer Manag Res, 2017, 9: 657–670.

［5］马洪升，程南生，朱涛，等. 华西医院日间手术快速康复（ERAS）规范[J]. 中国胸心血管外科临床杂志，2016，23（2）：104‐106.

［6］马正良，黄宇光，顾小萍，等. 成人日间手术加速康复外科麻醉管理专家共识[J]. 协和医学杂志，2019，10（6）：562‐569.

［7］Narayanaswamy M, McRae K, Slinger P, et al. Choosing a lung isolation device for thoracic surgery: a randomized trial of three bronchial blockers versus double-lumen tubes[J]. Anesth Analg, 2009, 108(4): 1097–1101.

［8］Brodsky J B, Lemmens H J. Left double-lumen tubes: clinical experience with 1 170 patients[J]. J Cardiothorac Vasc Anesth, 2003, 17(3): 289–298.

［9］Knoll H, Ziegeler S, Schreiber JU, et al. Airway injuries after one-lung ventilation: a comparison between double-lumen tube and endobronchial blocker: a randomized, prospective, controlled trial[J]. Anesthesiology, 2006,105(3): 471–477.

［10］Lohser J, Slinger P. Lung Injury After One-Lung Ventilation: A Review of the Pathophysiologic Mechanisms Affecting the Ventilated and the Collapsed Lung[J]. Anesth Analg, 2015, 121(2): 302–318.

［11］Liang P, Ni J, Zhou C, et al. Efficacy of a New Blind Insertion Technique of Arndt Endobronchial Blocker for Lung Isolation: Comparison With Conventional Bronchoscope-Guided Insertion Technique-A Pilot Study[J]. Medicine (Baltimore), 2016, 95(19): e3687.

［12］Xu Z, Yu H, Luo Y, et al. A randomized trial to assess the effect of cricoid displacing maneuver on the success rate of blind placement of double-lumen tube and Univent bronchial blocker[J]. Ann Palliat Med, 2021, 10(2): 1976–1984.

［13］Takita K, Morimoto Y, Kemmotsu O. The height-based formula for prediction of left-sided double-lumen tracheal tube depth[J]. J Cardiothorac Vasc Anesth, 2003, 17(3): 412–413.

［14］Karzai W, Schwarzkopf K. Hypoxemia during one-lung ventilation: prediction, prevention, and treatment[J]. Anesthesiology, 2009, 110(6): 1402–1411.

［15］Inoue S, Nishimine N, Kitaguchi K, et al. Double lumen tube location predicts tube malposition and hypoxaemia during one lung ventilation[J]. Br J Anaesth, 2004, 92(2): 195–

201.

[16] Lobo DN, Macafee DA, Allison SP. How perioperative fluid balance influences postoperative outcomes[J]. Best Pract Res Clin Anaesthesiol. 2006, 20(3): 439–455.

[17] Brady M, Kinn S, Stuart P. Preoperative fasting for adults to prevent perioperative complications[J]. Cochrane Database Syst Rev, 2003, (4): CD004423.

[18] Awad S, Varadhan KK, Ljungqvist O, Lobo DN. A Meta–analysis of randomised controlled trials on preoperative oral carbohydrate treatment in elective surgery[J]. Clin Nutr, 2013, 32(1): 34–44.

[19] Hamilton MA, Cecconi M, Rhodes A. A systematic review and Meta–analysis on the use of preemptive hemodynamic intervention to improve postoperative outcomes in moderate and high–risk surgical patients. Anesth Analg[J]. 2011, 112(6): 1392–1402.

[20] Lees N, Hamilton M, Rhodes A. Clinical review: Goal–directed therapy in high risk surgical patients[J]. Crit Care, 2009, 13(5): 231.

[21] Gurgel ST, do Nascimento P Jr. Maintaining tissue perfusion in high–risk surgical patients: a systematic review of randomized clinical trials[J]. Anesth Analg, 2011, 112(6): 1384–139.

[22] Licker M, de Perrot M, Spiliopoulos A, et al. Risk factors for acute lung injury after thoracic surgery for lung cancer[J]. Anesth Analg, 2003, 97(6): 1558–1565.

[23] Alam N, Park BJ, Wilton A, et al. Incidence and risk factors for lung injury after lung cancer resection[J]. Ann Thorac Surg, 2007, 84(4): 1085–1091.

[24] Yao S, Mao T, Fang W, et al. Incidence and risk factors for acute lung injury after open thoracotomy for thoracic diseases[J]. J Thorac Dis, 2013, 5(4): 455–460.

[25] Boffa D J, Allen, M S, Grab J D, et al. Data from The Society of Thoracic Surgeons General Thoracic Surgery database: the surgical management of primary lung tumors[J]. J Thorac Cardiovasc Surg, 2008, 135(2): 247–254.

[26] Ishikawa S, Griesdale DE, Lohser J. Acute kidney injury within 72 hours after lung transplantation: incidence and perioperative risk factors[J]. J Cardiothorac Vasc Anesth, 2014, 28(4): 931–935.

[27] Licker M, Cartier V, Robert J, et al. Risk factors of acute kidney injury according to RIFLE criteria after lung cancer surgery[J]. Ann Thorac Surg, 2011, 91(3): 844–850.

[28] Ahn HJ, Kim JA, Lee AR, et al. The Risk of Acute Kidney Injury from Fluid Restriction and Hydroxyethyl Starch in Thoracic Surgery[J]. Anesth Analg, 2016, 122(1): 186–193.

[29] Apfel CC, Läärä E, Koivuranta M, et al. A simplified risk score for predicting postoperative nausea and vomiting: conclusions from cross–validations between two centers[J]. Anesthesiology, 1999, 91(3): 693–700.

[30] Eberhart LH, Mauch M, Morin AM, et al. Impact of a multimodal anti–emetic prophylaxis on patient satisfaction in high–risk patients for postoperative nausea and vomiting[J]. Anaesthesia, 2002, 57(10): 1022–1027.

[31] Myles PS, Williams DL, Hendrata M, et al. Weeks AM. Patient satisfaction after anaesthesia and surgery: results of a prospective survey of 10 811 patients[J]. Br J Anaesth, 2000, 84(1):

6–10.

[32] Darvall JN, Handscombe M, Leslie K. Chewing gum for the treatment of postoperative nausea and vomiting: a pilot randomized controlled trial[J]. Br J Anaesth, 2017, 118(1): 83–89.

[33] Gan TJ, Belani KG, Bergese S, et al. Fourth Consensus Guidelines for the Management of Postoperative Nausea and Vomiting[J]. Anesth Analg, 2020, 131(2): 411–448.

第二节　手术室管理

一、概述

手术室运行的质量与效率直接体现了医疗机构的整体运营能力，日间手术室作为日间手术流程中的重要部分，直接关系着整个流程的安全与效率。作为平台科室，手术室涉及外科、麻醉、护理、医技等多个职能部门，功能复杂，日间手术模式下，诊疗流程变化较大，尤其是肺癌日间手术，在保证手术安全的基础上，还需要强调低损伤、高效率，对手术室护理提出了新的要求，对日间手术室的管理也是一种积极的挑战。

二、手术安全管理

手术患者在安全是医疗质量安全的核心之一，尤其在日间手术模式下，需有健全和完善的制度，才能保障患者在手术治疗中的安全与质量。

（一）手术安全核查

手术安全核查须由多部门、多人员于多个环节共同完成，适用于各级各类手术，应由具有资质的手术医生、麻醉医生和手术室护士三方，于麻醉实施前、手术开始前、患者离开手术室前，按规定内容和流程，共同对患者的身份信息及手术的相关信息进行核查，并逐项填写完成《手术安全核查表》。

对于肺癌日间手术，尤其需要应重视手术安全核查，除按规定进行手术部位标识外，建议增加手术侧别的标识与核查。

（二）管道管理

日间手术患者手术当日入院，常规由日间病房护士完成一组静脉通道建立，静脉通道的大小应满足麻醉需求，保证患者术中安全，并满足体位摆放需求。建议于患者患侧上肢建立18G以上大小的静脉通道。

遵医嘱进行液体治疗：优先选择平衡液进行液体治疗，根据患者血压、心率、禁食时间、手术失血量、失液量和尿量，必要时联合容量检测，如每搏量变异度、动脉脉压变异度等进行目标靶向液体管理。

肺癌日间手术无须常规安置尿管，按需放置引流管。护理人员需注意向患者解释并取得配合，妥善固定各类管路，预防意外拔管事件的发生。一旦发生管路脱落，立即按导管脱落应急预案处理。

（三）器械管理

日间手术强调安全与效率，经过前期对手术需求、手术医生偏好以及各类器械的使用频次、成本等进行调研和模块化研究，肺癌日间手术宜优化胸腔镜器械，在保证手术正常需求的前提下，适当减小器械体量，以达到缩短清点时间、降低器械损耗、节约成本的目的。

（四）体温管理

日间手术时限 24 小时，对医疗的安全性和术后康复的速度和质量要求更高，因此对于日间手术患者尤其应加强体温管理，维持体温恒定。

日间手术术中应积极采用保温措施，维持中心体温高于 36℃，防止术中低体温，加速患者术后康复。保温措施包括但不限于提高室温、使用保温毯、静脉输液加温、冲洗液加温等。

预防恶性高热，具有完善的应急处理流程，具备紧急处理能力或转运能力。

（四）感染控制与管理

外科手术部位感染的发生严重影响患者的术后康复，日间手术患者术后观察时间短，因此日间手术室尤其需要加强感染控制与管理。

预防原则包括但不限于：缩短患者术前等待时间、强调正确准备手术部位皮肤、正确合理使用抗菌药物、严格执行各类操作规范、对手术室环境进行定期监测。

（五）应急预案

日间手术患者均有严格的准入标准，病情相对稳定，但仍可能出现各种紧急情况。手术室作为外科手术和抢救的重要场所，需具备完善的术中应急预案、急救物品管理制度等。手术室各级人员应熟练掌握各项急救技能，还应具有高度的责任心、良好的心理素质，保证术中患者的安全。

肺癌日间手术尤其应注意各类应急资源的及时可及性，保证物资、人力渠道通畅。手术室应常规配置常规开胸器械及动力系统、电动吸引装置、应急人员、应急物资等。

（朱道珺）

第三节　手术方案

日间病房与普通病房的肺癌手术方案无本质区别，符合日间手术的患者，可行单向式胸腔镜肺切除术，包括肺叶、肺段、楔形切除术。手术的原则是保障患者安全，需要围绕以下几个关键问题开展。

首先，手术方法要确保手术过程顺利，尽可能以简单易行的操作完成手术。手术操作应轻柔，避免过度牵拉、钳夹、翻动肺组织，以减少对肺组织、支气管的损伤。术中操作应避免过度剥离胸膜和肺实质，优先处理肺门再处理肺裂可减少肺漏气，切割肺裂和段间平面使用切割缝合器，避免使用能量器械直接烧灼分离。松解肺韧带可减少术后残腔，手术结束后应仔细检查是否存在漏气情况。

其次，一方面手术方案应以缩短手术时间为主要考虑，优化手术操作流程，减少不必要的动作，主动与麻醉医生沟通进行鼓肺、吸痰等配合，合理控制麻醉深度等以减少手术时间。另一方面，微创技术和各种能量平台的发展，术中出血明显减少，而常规手术器械通常包括了各种止血和开胸配套器械，多数器械术中使用率极低，精简手术器械包可以明显缩短清点器械时间、减少不必要器械的安装与拆卸等，并且不影响手术效率和出血量，优化器械后可进一步缩短手术时间。

最后，手术可不必刻意追求单孔或单操作孔，相对来说三孔胸腔镜手术操作和器械配合更加方便快捷，手术操作难度相对降低，手术过程更加流畅。各医疗中心可根据自身手术开展方式合理选择手术方式，日间手术应避免实施双侧肺结节同期切除或全肺切除术。对于磨玻璃小结节，可不必追求肺段切除，根据病灶情况合理选择楔形切除，可减少肺切割创面，以降低肺漏气和肺复张不良的发生率。总之，手术在保证安全的前提下，尽可能以短平快的理念优化手术操作和流程。尽可能减少复杂肺段切除，单侧肺段切除应不超过 3 个，肺叶和楔形切除患者术后恢复相对更为满意。

手术过程中，手术医师需要根据手术情况再次判断患者是否符合日间化管理。术中如遇到患者胸腔闭锁或胸膜重度粘连、大出血、肺癌胸膜转移、中转开胸、严重肺漏气等情况，患者术后应转归普通病房或者重症监护室，以保障患者安全为原则。

一、手术入路

腔镜孔选在第 7 肋腋中线偏前位置，约 1 cm；主操作孔选择在腋前线第 3 肋间（上叶切除）或第 4 肋间（下叶切除），约 3 cm；副操作孔选择在腋后线第 9 肋间，用于牵引肺叶、吸引器和切割缝合器进入等，约 2 cm（图 4-5）。

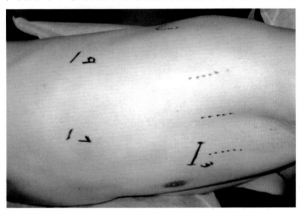

图4-5　手术切口位置

二、手术操作要点

手术采用"单向式胸腔镜肺叶切除"方法，其核心思路为单点单向层次推进，始终解剖最表浅的结构，避免了为处理深部结构所带来的手术难度。解剖肺根部结时，不进入肺实质从而规避肺实质内解剖肺血管、支气管的困难。上叶切除和中叶切除采用由前向后推进，下叶切除采用由下向上推进，手术过程中无须反复翻动肺叶。操作过程中主要使用腔镜卵圆钳牵拉肺，暴露出胸腔内的操作空间，以腔镜吸引器压、拨、挑、吸手法作为局部解剖的主要暴露手段，以电凝钩、超声刀等能量器械作为主要解剖分离手段，使用直线切割缝合器离断血管、支气管及肺裂。

三、淋巴结清扫要点

术中冰冻结果提示肺癌患者，左侧至少清扫第 4、5、6、7、8、9、10 组淋巴结，右侧清扫第 2、3、4、7、8、9、10 组淋巴结。清扫右侧第 2、第 4 组淋巴结时将残肺向肋膈角方向牵拉，沿奇静脉弓上下缘及上腔静脉后缘切开纵隔胸膜，以超声刀沿奇静脉弓下缘、右主支气管前缘、奇静脉弓纵隔面、上腔静脉后缘环形切开，形成周围镂空，然后将游离的下端从奇静脉之后翻至奇静脉之上。对左4组淋巴结，首先将左喉返神经紧贴主动脉推离淋巴结，然后贴主动脉弓下及左主支气管作环形游离后，在左肺动脉和左主支气管浅面解剖深入主动脉弓下，从气管下端左侧切下淋巴结。清扫第7组淋巴结时将残肺向心膈角方向牵拉，充分暴露后纵隔，并使左右主支气管间夹角增大。沿食管前方纵行切开胸膜，暴露第7组淋巴结的后侧面，切开第7组淋巴结块与心房处心包连接，此时第7组淋巴结前后面均无连接，从支气管隆突的附着上整块切除。

（周坤　王明铭　李鹏飞）

参考文献

[1] 涂雪花, 张祥蓉, 郝淼, 等. 胸腔镜肺叶切除术器械包需要优化吗?[J]. 中国胸心血管外科临床杂志, 2018, 25 (11): 967–970.

[2] 刘伦旭. 胸腔镜肺癌切除: 多样化的手术切口和流程[J]. 医学与哲学 (临床决策论坛版), 2011, 32 (9): 11–13.

[3] 蒲强, 马林, 车国卫, 等. 单向式胸腔镜肺叶切除安全性及技术可行性研究——附1040例报告[J]. 四川大学学报 (医学版), 2013, 44 (01): 109–113.

[4] 车国卫. 加速康复外科: 肺癌手术日间化现状与策略[J]. 中国肺癌杂志, 2020, 23 (1): 1–4.

[5] 车国卫, 刘伦旭, 周清华. 加速康复外科从理论到实践——我们还需要做什么? [J]. 中国肺癌杂志, 2017, 20 (4): 219–225.

[6] 刘伦旭, 刘成武, 朱云柯, 等. 胸腔镜无抓持整块纵隔淋巴结切除[J]. 中国胸心血管外科临床杂志, 2015, 22 (1): 1–3.

第四节 管道管理

加速康复外科的核心理念是降低生理和心理的创伤应激，这不仅需要微创外科技术作为支撑，还需要"以患者为中心"优化围手术期流程。其中，管道管理是促进患者术后快速康复的重要措施。目前，肺癌微创技术发展已经越来越成熟，手术时间不断缩减，术中出血不断减少，麻醉气道管理、液体管理、预防低体温、疼痛管理等措施也在不断地优化改进，手术创伤越来越小，手术安全越来越有保障。然而，患者术后的管道优化还没有得到广大医务工作者的关注，习惯上认为这些管道是保障患者术后安全的措施，或者因为医疗规则的约束难以改变现状。因此，我们通过临床研究数据作为循证学依据，尽可能减少患者术后的各种管道束缚，提高患者术后舒适度，解放患者的活动限制，改变患者术后依赖卧床休息的心理。这样患者才能更愿意、更加主动的早期下床活动，让 ERAS 理念落到实处，而不是流于形式。肺癌日间手术得益于管道管理的优化，是患者 24 小时安全出入院的重要基础。

一、尿管管理

外科全麻手术导尿的主要原因是需要观察术中尿量，便于液体管理，同时预防术后尿潴留的发生。然而，由于使用导管而引起的不良事件也要引起注意，包括细菌定植、导管引起的感染、活动受限和住院时间延长，尤其是留置尿管的膀胱尿道刺激会造成患者术后极大的身心痛苦，加重患者术后不满情绪。外科近几十年的发展使微创外科技术和麻醉管理已发生了巨大发展和进步，患者术后当天即可下地活动，但术后留置尿管指征和处理方式仍沿用传统的观念，仅以监测围手术期排尿量为目而安置导尿管是不必要的。尤其是 ERAS 的理念已渗透到外科围手术期的各个环节，取消安置尿管是"解放"患者的关键部分，也免除了患者安置尿管的痛苦，保护了患者的隐私和尊严，是现代外科手术人性化管理的重要内容。

为了明确术中不留置导尿管的安全性，我们需要解答两个主要问题，即术后不留置尿管会不会增加术后尿潴留的风险，以及术后尿潴留的高危因素有哪些，以便我们做好相应准备。

（一）理论依据

根据研究表明，胸腔镜肺癌手术时间 2 小时，术中输液 1 500 mL，患者术中尿量约 400 mL。而目前胸腔镜肺癌手术大多在 1 小时左右完成，术中输液控制在 500 mL 左右，麻醉时间和手术时间均显著缩短，并且膀胱在麻醉松弛状态下，容量约 800 mL，术中尿量不会对膀胱造成明显刺激。基于以上事实，我们认为对选择性的胸腔镜肺癌切除术患者术中可以不应用尿管，更不需要术后留置尿管。我们通过研究发现，术中不安置尿管与安置尿管的患者在拔除尿管后，因为尿潴留重新安置尿管的发生率没有统计学差异（2.6% vs 2.8%，P=0.729）。研究中使用的胸腔镜肺切除术患者围手术期尿管留置评分表和国际前列腺症状评分表（IPSS）附下（表 4–6，表 4–7）。分析术后发生尿潴留的患者资料，我们发现高龄、前列腺中重度增生、腹部盆腔手术史、肾脏疾病史和过长的手术时间是术后尿潴留的危险因素。因此，优化手术流程，评估患者尿潴留危险因素，根据患者情况针对性地进行预防干预，才能既"解放"患者，又能保障患者安全。目前，我们主张除非手术时间长和创伤大的手术术中留置尿管，其所有患者均可以不留置，因为不留置尿管并不会额外增加术后重置尿管的风险。即使术后发生需要导尿的尿潴留情况，及时导尿处理即可，相对于小概率的导尿事件而牺牲患者术后的身心舒适度，我们认为是不符合 ERAS 发展的趋势的，也不符合以患者为中心的原则。

表4-6　胸腔镜肺切除术患者围手术期尿管留置评分表

项目	问题	分值	评分
病史	年龄 ≥ 75 岁	女□，0分；男□，10分；	
	体重 ≥ 80 kg	男□，2分；女□，1分	
	各种肾病史	≤ 5 年　　　□，0分；5~10 年 □，2分；≥ 10~20 年□，4分；≥ 20 年 □，6分	
	因手术置过尿管	无□，0分；有□，2分	
	尿道外伤史	无□，0分；有□，10分	
	前列腺手术史	无□，0分；有□，10分	
	肾及输尿管手术史	无□，0分；有□，4分	
	尿道手术史	无□，0分；有□，10分	
	膀胱手术史	无□，0分；有□，4分	
	盆腔手术史	无□，0分；有□，2分	
	尿道感染	无□，0分；有□，6分	
IPSS 评分	IPSS 评分表	轻度症状0~7分；　　□，0分 中度症状8~19分；　□，6分 重度症状20~35分；□，10分	
手术相关	麻醉时间（预计）	< 3 h□，0分；≥ 3 h□，8分	
	输液量（预计）	< 1 000 ml □，0分；1 000~2 000 ml □，4分；≥ 2 000 ml □，8分	
	单或双肺叶切除	0分	
	单或双袖式肺叶切除	2分	
	胸膜术有明显钙化	4分	
	脓胸相关手术	6分	
总分	≥ 10 分，留置尿管	≤ 10 分，可不留置尿管	

表4-7　国际前列腺症状（IPSS）评分表

在最近一个月内，您是否有以下症状？	无	在 5 次中					症状评分
		少于1次	少于半数	大约半数	多余半数	几乎每次	
1. 是否经常有尿不尽感？	0	1	2	3	4	5	
2. 两次排尿间隔是否经常小于两小时？	0	1	2	3	4	5	
3. 是否曾经有间断性排尿？	0	1	2	3	4	5	

续表

在最近一个月内，您是否有以下症状？	无	在 5 次中					症状评分
		少于1次	少于半数	大约半数	多余半数	几乎每次	
4. 是否有排尿不能等待现象？	0	1	2	3	4	5	
5. 是否有尿线变细现象？	0	1	2	3	4	5	
6. 是否需要用力及使劲才能开始排尿？	0	1	2	3	4	5	
7. 从入睡到早起一般需要起来排尿几次？	0	1	2	3	4	5	
症状总评分							

（二）操作流程

（1）术前 1 天责任护士进行健康教育和心理干预，主管医生再次告知患者不安置尿管事宜，缓解患者紧张情绪，并解释若术后排尿困难可采取的措施。

（2）手术当天进入手术室前，护士督促患者排空膀胱。

（3）术中尽可能优化操作流程，节约麻醉和手术时间，适当限制液体入量。

（4）术后返回病房 2 小时后饮用开胃流质，不限制患者饮水量，护士鼓励患者下床自行排尿，陪护协助如厕。

（5）返回病房 4 小时后，护士进行床旁排尿反馈，跟进患者排尿情况，再次进行健康宣教。

（6）若患者自觉排尿困难时，可采用毛巾热敷下腹膀胱区、温水冲洗外阴、听流水声等方式诱导患者排尿，若诱导排尿无效且患者多次尝试排尿后，膀胱充盈明显可导尿处理。

（三）临床效果

1. 不安置尿管可以降低尿道刺激和麻醉苏醒期躁动

全身麻醉患者发生术后苏醒期躁动的影响因素包括手术种类、麻醉方式、术后疼痛及各种管道留置（引流管、气管内插管和尿管等）。有研究报道胸外科术后苏醒期躁动发生率为 55.7%，不良刺激以疼痛和尿管刺激多见，分别占 49.3% 及 33.8%。我们发现，胸外科微创手术尿道刺激的发生率，在尿管留置组（12.86%）显著高于无尿管留置组（0），苏醒期躁动的发生率在尿管留置组也更高（28.6% vs 12.9%，$P=0.022$），尿管留置组由于尿管刺激引起苏醒期躁动的发生率为 45%，这提示目前尿管刺激是胸科手术患者术后全身麻醉苏醒期躁动的主要原因，且尿管留置也提高了不良事件发生率。因此，我们建议在胸科手术中尽可能不留置尿管。

2. 术后不安置尿管提高了患者舒适度和康复速度

全身麻醉术后因患者对膀胱膨胀的感受能力降低，而留置尿管必然导致尿路感染的增加，研究表明即使尿管只留置 1 天，泌尿系统感染率也会高达10%。因此术后留置尿管，不但给患者带来不适，且增加泌尿系统感染的风险，有 42% 的患者术后留置尿管会出现不同程度的尿道症状，并且会延长住院时间。

3. 不安置尿管可以节约费用并且降低护理工作量

安置尿管的材料费和护理费平均约 65 元和 100 元，每个患者从材料准备到结束，平均导尿时间约为 10 分钟。而不安置导尿管的患者，术后在病房可以平均节约护理时间 90 分钟，包括导尿护理、更换引流、观察尿管、倾倒尿液、尿量记录等工作，加上术中安置尿管的时间，每个患者可以节约护理时间 100 分钟。总之，不留置尿管可以降低患者的医疗费用，节约医疗资源；降低了护理工作量，节约人力成本；改善了患者术后舒适度，有利于患者术后早期活动，提高了患者住院满意度。

二、胸腔引流管管理

胸外科术后留置胸腔引流管是为了维持胸内负压，引流胸腔积液与积气，促进肺复张，便于观察引流液的性质。临床上应用较多的 28 F 硅胶引流管存在明显的不足，如材质硬度较高，需要固定线防止引流管脱出，需要预置线用于拔管后关闭伤口等。这些问题是导致术后引流管疼痛，伤口坏死和瘢痕愈合，甚至感染的主要原因，从而导致患者咳嗽效率降低，下床活动不积极，不利于术后早期康复，影响患者的住院舒适度。加速康复外科理念的提出及外科手术的进步，使得胸外科医护人员更加关注肺癌患者术后的快速康复和生活质量的提高。胸腔引流管是围手术期管理的重要部分，也是患者术后快速康复过程的重要一环。因此，围绕微创外科技术优化管理流程成为ERAS 的必要条件。胸外科术后肺快速康复一方面需要微创技术，另一方面是优化管道管理，尤其是胸腔引流管。

为解决优化大管径引流管的临床问题，我们提出使用小管径硅胶球囊尿管作为胸腔引流管。选择小管径球囊尿管引流的原因主要包括：

（1）小管径尿管材质柔软，管径更细，可以减轻患者引流管伤口疼痛，有利于早期下床活动。

（2）球囊打水充盈后可防止引流管脱落，无须额外固定线。

（3）由于管径较细，拔管后无须预置线封闭伤口。

（4）可以避免伤口因为固定线和预置线缝扎过紧而导致伤口坏死和瘢痕愈合。

（5）拔管更加便利，直接抽吸完球囊内的液体就可以直接拔管。基于球囊尿管的以上优势，我们使用 16 F 球囊尿管进行了一系列临床研究，以探索 16 F 尿管作为胸腔引流管的可行性和安全性。

（一）理论依据

近年来，越来越多的胸外科医师开始关注并优化胸腔引流管的管理，主要表现在以下几个方面：

（1）单个胸腔引流管是安全有效的，引流效果和再次置管率和 2 根没有差异。

（2）呼气末拔管比吸气末拔管更有优势，可以减少胸腔积气和肺不张的发生。

（3）如没有肺漏气，术后 24 小时引流量低于 300~500 mL 就可以拔除引流管。

（4）留置胸腔引流管无须常规进行负压吸引。

（5）数字化引流系统对于动态监测胸腔引流情况及指导早期拔管具有一定优势。虽然目前胸腔引流管管理还是各家争鸣的状态，但改变传统术后胸腔引流的方法和观念已经普遍达成共识。一是微创外科技术和设备的进步，使手术时间缩短、创伤减小；二是术后胸膜破坏减少，保留了更多的胸膜重吸收功能，术后渗血渗液减少；三是早期下床活动是 ERAS 的重要基础，优化引流管管理有利于患者早期活动，促进康复；最后，传统的引流方式是术后疼痛和伤口延迟愈合的主要原因，不仅会延长住院时间，还降低了患者的住院舒适度。

在肺癌术后液体引流量不断降低的背景下，目前胸腔引流更加关注肺漏气情况和伤口的良好、美观愈合。我们研究发现，16 F 尿管和 28 F 硅胶管的引流效果相当，并且没有增加术后胸腔积气、积液、重度皮下气肿、肺部感染和再次置管率，说明 16 F 尿管引流是安全可行的。在临床操作过程中，我们发现个别患者出现了血凝块堵塞引流管的情况，伤口周围局部轻度皮下气肿发生率上升，为了减少以上情况发生，我们使用 18 F 球囊尿管进行引流，发现依然具备小管径引流管的各种优势，并且再未出现过引流管堵塞的情况，轻度皮下气肿发生率明显降低。因此，我们将 18 F 尿管作为胸腔引流管沿用至今（图 4-6）。

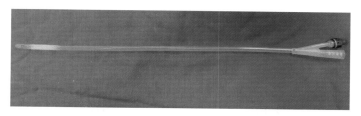

图4-6　18 F 硅胶球囊尿管

（二）操作流程

1. 安置引流管

（1）手术结束后，胸腔引流管使用 18 F 硅胶球囊引流管，从主操作孔置入（术侧 3 或 4 肋间），向球囊中注入 15 mL 生理盐水（图 4-7）。

（2）将球囊外拉贴紧胸壁，接三腔水封引流瓶，不加用负压吸引。

（3）缝合伤口，无须缝线固定尿管，不留预置线。缝合伤口时需要注意避免缝针扎破水囊和注水管道，防止尿管失去水囊固定导致脱落。

2. 拔除引流管

（1）患者返回病房 3~4 小时后，鼓励下床活动或坐位休息，指导辅助患者咳嗽，并完成胸片检查（图 4-8）。

（2）患者咳嗽无明显漏气，胸片无明显积气、积液、肺不张等，引流液性质无明显异常，则床旁拔除引流管（术后 6~10 小时）。

（3）咳嗽有较明显漏气、肺复张欠佳则需延迟拔管，必要时负压吸引，第 2 日晨基本可顺利拔管。

如持续漏气，或者持续引流血性积液，则需转入普通病房继续治疗。

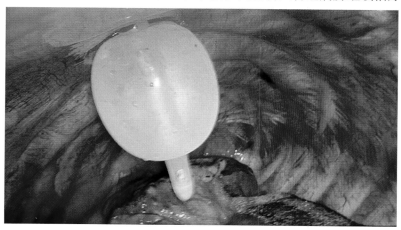

图4-7　引流管置入胸腔后水囊充盈状态

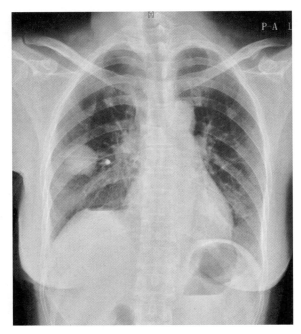

图4-8　术后6小时胸片

（右肺上叶切除）

（三）临床效果

1. 小管径引流管可以改善术后舒适度

我们研究发现使用 16 F 尿管引流可以减轻患者伤口疼痛，16 F 引流管相较于 28 F 引流管，患者使用吗啡镇痛的比例显著降低（2.0% vs 13.2%，$P < 0.001$），不使用镇痛药的患者比例更高（10.2% vs 1.9%，$P=0.056$），小管径引流管在降低术后疼痛方面有明显优势，并且术后 24 小时内下床活动的患者比例明显高于 28 F 引流管。

2. 小管径引流管有助于伤口愈合

通过对 102 例肺癌术后患者进行分析，我们发现使用小管径引流管（16 F 尿管）对胸膜的刺激小，术后引流量明显低于使用 28 F 引流管，术后拔管时间更快，伤口 I 级愈合率可达 100%，明显高于 28 F 引流管（58.5%）。相应地，使用小管径引流管术后伤口拆线时间也更快（8.1 ± 1.2 天 vs 14.3 ± 4.1 天，$P=0.033$）。

（四）引流管相关问题的处理

关胸缝合时有可能会扎破球囊尿管的注水通道，造成球囊内的液体缓慢漏出，最终导致引流管处于无固定状态，随时有脱落风险。因此，缝合伤口时应需要注意避免缝扎到引流管，关胸结束后需要手动抽拉引流管查看是否被缝线缠绕，避免造成拔管困难等问题。若引流管发生脱落，通常伤口会自行闭合，发生开放性气胸的概率较低。首先需要安抚患者，再听诊呼吸音判断是否发生气胸，必要时行胸片检查。若患者术后发生出血，需要严密观察出血量并定期检查引流管是否发生堵塞，必要时更换大管径胸腔引流管以通畅引流。若拔管困难，首先检查球囊内液体是否抽吸干净，再尝试拔管。仍拔管困难则可能因为引流管被伤口内部缝线固定，需要拆除伤口缝线再拔除。

三、输液管道管理

患者进入手术室前常规输入乳酸钠林格注射液 500 mL，第 4 台及其以后为 1 000 mL（输液总量在 1 500 mL 以内），推荐输注速率每千克体重每小时 1~2 ml。术前抗生素于术前 30 分钟内输注完毕，做好备注，减少环节，避免遗漏医嘱、重复医嘱、错误医嘱。输液通道建立部位选择患侧上肢，无特殊避免留置下肢，为患者早期活动提供条件，预防深静脉血栓的发生。留置针及管路选择 18G，留于和手术同侧，输液管通路连接延长管 1 根及三通 3 个，为麻醉医生做好备用，此留置针留置到出院，不再重复穿刺，减少患者疼痛及费用。术后患者返回病房以口服液体为主，尽可能减少静脉输液，缩短输液时间以促进患者更方便下床活动。

四、生命体征监护和吸氧

患者于麻醉恢复室期间常规使用心电监护监测，清醒返回病房后可免除心电监护，使用人工测量血压和氧饱和度监测患者基本生命体征（q4h）。目前，肺癌微创术后发生心律失常的概率极低，若患者出现术后房颤等心律失常通常有明显不适，亦可及时发现进行医疗处理。心电监护会让患者有种处于危险状态中的心理暗示，患者更加依赖于卧床休息。同时，血压袖带和心电线路的束缚让患者难以在床上活动，更加成为早期下床活动的障碍。同样的，术后长期吸氧也是患者卧床休息，难以下地活动的重要原因。因此，我们取消了患者术后病房的心电监护，使用人工床旁测量生命体征可以达到同样的目的。患者返回病房若无胸闷气紧等不适，医护人员则主动撤除吸氧管。对于医院来说，增加了医疗服务，但也增加了隐性负担（增加了工作量但没有收费），对于患者来说减少了医疗干预，从而提高了就医体验。医疗服务做加法，医疗干预做减法，两者合理取舍，才能充分体现 ERAS 的内涵。

（邱舫　周红霞　邱扬）

参考文献

［1］邱舫，杨梅，车国卫，等. 胸腔镜肺叶切除术患者围手术期无尿管留置导致尿潴留的危险因素分析[J]. 中国胸心血管外科临床杂志, 2016, 23（4）：328-333.

［2］赵金兰，邱姝婷，许宁惠，等. 尿管留置对胸科手术患者全身麻醉苏醒期躁动影响的前瞻性队列研究[J]. 中国胸心血管外科临床杂志, 2016, 23（4）：319-322.

［3］Johnson JR, Kuskowski MA, Wilt TJ. Systematic review: antimicrobial urinary catheters to prevent catheter-associated urinary tract infection in hospitalized patients[J]. Ann Intern Med, 2006, 144(2): 116-126.

［4］Lim N, Yoon H. Factors predicting catheter-related bladder discomfort in surgical patients[J]. J Perianesth Nurs, 2017, 32(5): 400-408.

［5］Yoo BE, Kye BH, Kim HJ, et al. Early removal of the urinary catheter after total or tumor-specific mesorectal excision for rectal cancer is safe[J]. Dis Colon Rectum, 2015, 58(7): 686-691.

［6］Matot I, Dery E, Bulgov Y, et al. Fluid management during video-assisted thoracoscopic surgery for lung resection: a randomized, controlled trial of effects on urinary output and postoperative renal function[J]. J Thorac Cardiovasc Surg, 2013, 146(2): 461-466.

［7］徐志华，杨梅，邱舫，等. 肺癌患者围手术期无痛性留置导尿管的前瞻性队列研究[J]. 中国胸心血管外科临床杂志, 2016, 23（4）：323-327.

［8］Lai Y, Wang X, Zhou K, et al. The Feasibility and Safety of No Placement of Urinary Catheter Following Lung Cancer Surgery: A Retrospective Cohort Study With 2, 495 Cases[J]. J Invest Surg, 2019（5）：1-8.

［9］刘新. 539例全身麻醉手术患者苏醒期躁动原因分析及护理[J]. 中华护理杂志, 2007, 42（10）：886-888

［10］周洪霞，杨梅，廖虎，等. 胸腔镜肺叶切除术后16F尿管胸腔引流可行性的前瞻性队列研究[J]. 中国胸心血管外科临床杂志, 2016, 23（4）：334-340.

［11］杨梅，樊骏，周红霞，等. 胸腔镜肺癌肺叶切除术后16F较28F胸腔引流管应用的临床优势[J]. 中国肺癌杂志, 2015, 18（8）：512-517.

［12］Zardo P, Busk H, Kutschka I. Chest tube management: state of the art[J]. Curr Opin Anaesthesiol, 2015, 28(1): 45-49.

［13］Bjerregaard LS, Jensen K, Petersen RH, et al. Early chest tube removal after video-assisted thoracic surgery lobectomy with serous fluid production up to 500 ml/day[J]. Eur J Cardiothorac Surg, 2014, 45(2): 241-246

［14］Zhang Y, Li H, Hu B, et al. A prospective randomized single-blind control study of volume threshold for chest tube removal following lobectomy[J]. World J Surg, 2014, 38(1): 60-67.

［15］Deng B, Tan QY, Zhao YP, Wang RW, Jiang YG. Suction or non-suction to the underwater seal drains following pulmonary operation: Meta-analysis of randomised controlled trials[J]. Eur J Cardiothorac Surg, 2010, 38: 210-215.

［16］Qiu T, Shen Y, Wang MZ, et al. External suction versus water seal after selective pulmonary resection for lung neoplasm: a systematic review[J]. PLoS One 2013, 8: e68087

[17] Tsubochi H, Shibano T, Endo S. Recommendations for perioperative management of lung cancer patients with comorbidities[J]. Gen Thorac Cardiovasc Surg, 2018, 66(2): 71–80.

[18] Evans R G, Naidu B. Does a conservative fluid management strategy in the perioperative management of lung resection patients reduce the risk of acute lung injury?[J]. Interact Cardiovasc Thorac Surg, 2012, 15(3): 498–504.

[19] 车国卫，梁廷波. 加速康复外科临床实践中学科团队建设的问题与思考[J]. 加速康复外科杂志, 2019, 2（4）: 145–148.

第五节　疼痛管理

良好的围手术期镇痛管理是肺癌日间手术能否成功实施的关键。术后疼痛是胸腔镜肺癌根治手术后最常见的不良反应之一，也是导致患者延迟出院的重要原因。术后疼痛控制不佳，会导致患者不能进行有效的呼吸功能锻炼（例如咳嗽、深呼吸、使用呼吸训练器等），严重影响术后肺部功能的康复，甚至造成肺不张、肺炎、呼吸衰竭等。此外术后疼痛还可能导致患者心动过速、高血压、高血糖、睡眠障碍、急性术后疼痛转变为慢性术后疼痛。肺癌手术日间化的围手术期疼痛管理应确保患者静息状态下无痛、咳嗽或深呼吸状态下轻微疼痛，不影响睡眠和饮食，能自由下床活动，无恶心呕吐、头晕、嗜睡等不良反应，促进患者无痛舒适安全地度过围手术期。

一、肺癌手术日间化疼痛管理的理念和制度

肺癌手术日间化疼痛管理应积极采用先进的疼痛管理理念和制度，包括预防性镇痛、多模式镇痛、去阿片化镇痛，并且通过多学科联合会诊（MDT）协作确保疼痛治疗的有效性和连贯性。2000 年 Dionne 在汇总了超前镇痛相关研究并进行综述后首次提出预防性镇痛的概念，强调了在疼痛发生前使用镇痛药并贯穿于围手术期全过程，确保从切皮到创伤完全愈合的整个过程中完全阻断来自手术创伤的所有疼痛和伤害性信号的传入，最终减少或消除外周和中枢敏化。基于预防性镇痛的理念，肺癌日间手术镇痛管理也是从手术前开始直到手术后一周左右胸部切口完全愈合，采用多模式镇痛的方法，全面抑制疼痛信号的传导，最大限度降低疼痛对机体的不良影响。

（一）多模式镇痛和去阿片化镇痛

20 世纪 90 年代以前阿片类药物一直是治疗术后疼痛的首要选择，虽然

能有效缓解疼痛，但却存在诸多不良反应，严重影响患者康复，甚至延迟出院。阿片类药物的不良反应包括便秘、肠蠕动降低、肠麻痹、恶心呕吐、呼吸抑制、尿潴留、皮肤瘙痒等。随着加速康复外科理念的提出，阿片类药物的不良反应越来越受到外科医生和麻醉医生的关注，去阿片化或少阿片化围手术期疼痛管理成为临床医生追求的模式。多模式镇痛随即应运而生，基于疼痛信号传递路径（图），将作用于不同机制的镇痛方法和镇痛药物联合用于患者，使镇痛作用得到最大程度的协同或相加，从而降低每种药物的剂量，减少阿片类药物用量甚或不用阿片镇痛，以达到最佳镇痛效果和最小不良反应，实现无痛舒适安全快速康复。

（二）多学科疼痛管理组织

预防性镇痛和多模式镇痛分别从镇痛时间和镇痛方法对日间手术疼痛管理（不仅仅局限于肺癌手术日间化管理）进行了阐明，但在临床实践中我们还需要建立以患者为中心的多学科疼痛管理组织（pain management multi-disciplinary team，PMDT）才能真正提供优质高效的疼痛治疗。PMDT诊疗模式以患者为中心、以多学科专家组为依托，为患者提供最科学合理的疼痛诊疗方案（图4-9）。组织、运作过程规范和有效是PMDT决策贯彻实施的保障。一个有效的PMDT具备如下特点：

（1）PMDT的诊治建议应该由不同专业的具有一定专业水平的医师协商制定。

（2）患者能从PMDT诊疗过程中获得有效的诊疗信息和帮助。

（3）PMDT团队需要有良好的数据管理机制，既可为患者保存就诊资料，也可用于临床管理和科学研究。

（4）PMDT团队需要定期对近期的治疗效果进行总结、调整和细化治疗方案。

（5）PMDT治疗决策需遵循行业指南，同时还要考虑不同医院的实际情况。

（6）PMDT诊疗过程中要求成员间的交流与合作。

（7）PMDT团队成员有机会获得专业继续教育。

2018年华西医院成立了基于"肺癌手术日间化"的PMDT团队（图4-9），团队成员包括核心成员和扩展成员，核心成员包括胸外科车国卫教授及其团队、麻醉手术中心朱涛教授和APS团队、胸外病房护理团队、日间病房护理团队、扩展成员包括心理医师、康复医师、营养医师等。沟通合作是术后疼痛治疗成功的关键，自PMDT团队成立到后续落实开展，定期举行讨论会，不断改进优化方案。成立初期，由麻醉手术中心APS团队负责起草"肺癌日间手术"的疼痛治疗指南，然后与外科团队、病房护理团队等相关人员举行讨论，根据临床实际情况修改并制定最终版的治疗方案；讨论会还要布置明确分工确保所有患者都能接受多模式预防性镇痛（表4-8）。肺癌日间手术开展后定期举行沟通交流会：核心团队成员分析在疼痛治疗过程中出现的问题，提出改进措施，不断优化镇痛方案。

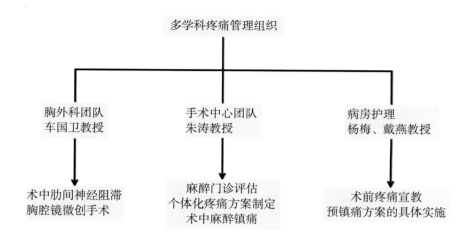

图4-9 四川大学华西医院多学科疼痛管理组织

表4-8 四川大学华西医院PMDT团队围手术期疼痛治疗分工

	术前	术中	术后 24 小时	术后 24 小时至 7 天
外科医生	确定手术日期，开具入院证	术毕肋间神经阻滞	—	—
麻醉医生	麻醉门诊评估全身情况，镇痛药物禁忌证，是否合并慢性疼痛，是否长期服用镇痛药物，制定疼痛治疗方案	常规麻醉诱导，配制肋间神经阻滞药液	—	—
日间病房	疼痛宣教，术前疼痛药物使用指导，疼痛自我评估，预防性镇痛（术前 1 小时静脉滴注帕瑞昔布钠 40 mg 或氟比洛芬酯 50 mg，口服氨酚羟考酮 1 片）	—	帕瑞昔布钠 40 mg q12h，指导患者服用氨酚羟考酮 1 片 tid，Q4h 评估疼痛，如 VAS ≥ 4，予地佐辛补救	电话随访每日一次，塞来昔布 200 mg bid 或布洛芬 200 mg bid，如患者伤口周围出现神经病理性疼痛（伤口附近烧灼，针刺等）口服普瑞巴林 75 mg qd

二、胸腔镜术后疼痛的机制

胸壁和肺的神经主要来源于肋间神经和膈神经。肋间神经是脊神经T1~T11的前支，与肋间血管一起走行于肋间隙。肋间神经分为感觉支和运动支，感觉支分为肋间神经前皮支和外侧皮支，支配前胸壁和外侧胸壁的皮肤感觉，运动支主要支配肋骨和肋间肌肉的运动。膈神经起源于颈段脊神经C3~C5神经根，支配膈肌运动，膈神经和肋间神经、肋下神经一起支配膈肌的感觉。膈神经和迷走神经共同支配胸膜的感觉。

胸腔镜手术后疼痛包括伤害性疼痛、神经病理性疼痛和牵涉痛。腔镜手术的切口导致肌肉和肋骨创伤，操作的牵拉及胸腔引流管是胸腔镜术后伤害性疼痛的主要原因。疼痛通过肋间神经和膈神经传导，并导致级联瀑布效应，降低疼痛阈值，外周神经敏化，持续疼痛信号刺激还会激活NMDA受体导致中枢敏化，进而转变为慢性术后疼痛。VATS后某些患者会产生神经病理性疼痛，主要机制与肋间神经受压牵拉损伤有关，发生神经病理性疼痛后应积极治疗。VATS手术后部分患者会诉肩膀牵涉痛，也会影响患者功能恢复，发生机制可能与胸膜或心包受到刺激导致同侧肩痛。VATS慢性术后疼痛的发生率为20%~47%，主要机制为急性疼痛控制不佳、肋间神经损伤、胸膜切除等。

三、VATS疼痛治疗的常用方法

VATS疼痛治疗的最佳方法尚无定论，但大家都一致认为应联合区域神经阻滞，非阿片药物和阿片药物共同用于VATS围手术期疼痛治疗，尽可能实现无痛安全舒适的康复。

（一）VATS常用的区域神经阻滞

硬膜外置管镇痛虽然是开胸手术后镇痛的金标准，但调查发现胸腔镜肺癌患者术后使用硬膜外镇痛的比例并不高，主要顾虑为硬膜外腔穿刺操作作为一项有创性操作，存在血肿、感染风险，术后患者低血压、尿潴留发生率高。一些临床研究对比硬膜外镇痛与静脉自控镇痛联合非甾体抗炎药的方式，发现硬膜外镇痛效果并无明显优势。因此目前不推荐硬膜外镇痛作为胸腔镜手术后镇痛的首选方式，阿片耐受患者及腔镜转开胸的患者除外。

椎旁阻滞被认为可以替代硬膜外阻滞用于胸外科手术后镇痛的方式。相比硬膜外镇痛，椎旁阻滞是将局麻药物注射到脊柱旁侧的椎间孔外侧间隙，有效阻滞同侧的脊神经和交感神经，同时避免硬膜外穿刺导致血肿、感染的风险，低血压发生率更低，受到临床麻醉医生的推崇。所有临床研究均发现单次椎旁阻滞（单节段或多节段）可明显降低术后疼痛评分，其中部分研究显示可减少术后阿片药物用量，但各个研究对单次阻滞的镇痛时效仍各有不同，为术后 4~48 小时不等。有研究报道手术结束时胸腔镜直视下进行椎旁置管持续镇痛可以维持长时间有效的镇痛，但这类报道较少。

肋间神经阻滞被认为是胸腔镜手术理想的镇痛方式，外科医生可在胸腔镜直视下操作，简单易行，效果确切。主要不足是操作者需要进行多节段的阻滞，且单次阻滞作用时间有限，因此如何延长单次肋间神经阻滞的镇痛时间是迫切需要解决的问题。肋间神经置管虽然能持续镇痛，但单节段单根置管无法满足手术范围的需求。经典的肋间神经阻滞是在腔镜切口处进行，引流管置入前和伤口缝合前，胸腔镜直视下穿刺针刺破肋间肌肉到达胸膜的表面肋间血管神经束的附件，壁层胸膜鼓起一个小包则表示局麻药液注射成功。我们的临床经验是在胸腔镜切口上下三个肋间隙进行肋间神经阻滞，即 2、3、4、5、6、7、8、9、10 间隙进行注射，每个间隙注射 20 mL 0.2% 罗哌卡因混合药液（详见后文）。

胸膜内镇痛可能是替代肋间神经镇痛的一种新方式，作用机制为局麻药通过胸膜弥散从而麻醉肋间神经，甚至可以弥散浸润相邻的交感神经、臂丛神经和膈神经。胸膜内镇痛操作简便，外科医生可以在手术结束时即可完成，并产生广泛的镇痛效果，但主要不足为 1/3 的局麻药会通过胸腔引流管流失。

前锯肌阻滞是将药物注入前锯肌表面或者深面，从而实现 T2~T9 广泛的肋间神经阻滞，具体方法：患者侧卧位，超声探头定位腋中线第五肋骨，将局麻药药液注入前锯肌和背阔肌之间（浅部阻滞）或者前锯肌与肋骨之间（深部阻滞）。临床研究显示两种阻滞对 VATS 术后镇痛效果相似，前锯肌阻滞和肋间神经阻滞镇痛效果相似。

竖脊肌阻滞是一种新型筋膜间隙阻滞，超声引导下将局麻药注入 T5 水平竖脊肌和胸椎横突表面的间隙，局麻药将向头侧和尾侧扩散，从而阻滞多节段从椎间孔发出的脊神经背支和腹支（C7~T8），实现 VATS 手术后镇痛。单次竖脊肌阻滞和竖脊肌置管持续阻滞均被报道用于 VATS 手术后镇痛，能有效节约术后阿片药物用量，降低疼痛评分。

切口浸润：操作简单，但许多研究将切口浸润与椎旁阻滞，肋间神经阻滞比较后发现其镇痛效果仍不足。

表4-9　VATS常用区域神经阻滞

	阻滞范围	镇痛效果和优势	风险/不良反应
硬膜外	双侧感觉、运动和交感神经，多节段	确切，开胸手术后镇痛金标准，麻醉医生术前操作	硬膜外腔血肿、脓肿、低血压、尿潴留、PONV
椎旁	单侧感觉、运动和交感神经，多节段	确切，低血压，尿潴留，PONV发生率低于硬膜外，麻醉医生可以在超声引导下操作或者外科医生在直视下操作	气胸、胸膜腔内注射、椎管内阻滞、局麻药中毒
肋间神经	单侧感觉、运动神经，单节段	低血压发生率极低，无PONV，肺功能影响极小，外科医生可在胸腔镜直视下操作	气胸、血胸、局麻药中毒
胸膜腔	单侧感觉神经，多节段	低血压发生率极低，无PONV，肺功能影响极小，外科可在胸腔镜直视下操作	导管移位、局麻药通过引流管流失
前锯肌	单侧感觉神经，多节段	麻醉医生超声引导下	罕见
竖脊肌	单侧感觉和运动神经，多节段	麻醉医生超声引导下	罕见
切口浸润	切口局部感觉	外科医生手术结束时操作	罕见

（二）局麻药佐剂在VATS区域神经阻滞中的作用

相比持续硬膜外阻滞，单次椎旁阻滞、单次肋间神经阻滞、单次前锯肌阻滞和单次竖脊肌阻滞操作简单，不良反应和风险较小，均能在术后早期数小时内提供优良的镇痛效果，但不足之处是镇痛作用时间有限，因此临床医生常常添加各种佐剂延长镇痛时间，地塞米松、右美托咪啶、硫酸镁、甲泼尼龙、碳酸氢钠等均被报道可延长外周神经阻滞的作用时间。虽然目前研究发现这些药物都能显示有镇痛时间延长的效果，但尚无确切证据说明哪一种局麻佐剂更优。有学者将右美托咪啶和地塞米松联合用于外周神经阻滞，研究结果显示相比单独应用地塞米松或右美托咪啶，两者联合使用能更加延长镇痛作用时间，改善镇痛效果，也为临床探索如何研究局麻药镇痛作用时间提供了思路，未来可以开展更多的佐剂联合用于神经阻滞的研究。

综上所述，区域神经阻滞是胸腔镜肺癌手术围手术期多模式预防性镇痛的重要方法，硬膜外镇痛由于创伤大、不良反应多，不常规用于 VATS。椎旁神经、竖脊肌、前锯肌、肋间神经阻滞均能有效缓解术后疼痛，椎旁神经、竖脊肌、前锯肌、肋间神经置管作用时间长，但对于肺癌日间手术的患者来说，管理不便，导管移位等风险也会降低术后疼痛治疗效果，因此单次阻滞是首选，联合使用局麻药佐剂尽量延长单次作用时间。相比椎旁阻滞，竖脊肌阻滞和前锯肌阻滞，肋间神经阻滞可以在外科医生手术结束时自行操作，简单易行，多节段肋间神经阻滞联合局麻药佐剂，能明显降低术后疼痛，减少阿片药物用量，是适合肺癌日间化手术疼痛治疗的模式。

（三）非甾体抗炎药

外科创伤导致的全身炎性反应可以导致脊髓背角环氧合酶-2（COX-2）表达上调，它是围手术期形成痛觉过敏、炎性痛的分子机制。术前预防性给予 NSAID 药物，术后继续规律予以这类药物，可以阻断 COX-2 通路达到降低痛过敏以及炎性痛强度的目的，有效缩短术后疼痛时程，降低术后疼痛强度。因此只要没有禁忌证的患者，VATS 围手术期都应常规使用非甾体类消炎镇痛药至术后 3~5 天。

1. 对乙酰氨基酚

对乙酰氨基酚（acetaminophen，APAP），是非那西丁的体内代谢产物，其镇痛机制尚未完全研究清楚，可能通过抑制下丘脑体温调节中枢前列腺素合成酶，减少前列腺素 PGE1 缓激肽和组胺等的合成和释放。作为常用的解热镇痛药，对乙酰氨基酚除抑制中枢 COX 外，还有抑制下行的 5- 羟色胺（5-HT）能通路和抑制中枢一氧化氮（NO）合成的作用。中华医学会《成人手术后疼痛处理专家共识 2014》指出："对乙酰氨基酚单独应用对轻至中度疼痛有效，与阿片类、曲马多或 NSAIDs 联合应用，可发挥镇痛相加或协同效应。" 美国疼痛协会、美国局部麻醉医师协会 2016 年发布的《术后疼痛处置指南》中推荐"在无禁忌证患者中，推荐包含对乙酰氨基酚和（或）NSAIDs 的多模式术后镇痛（强烈推荐，有高质量的循证依据）"。2017 年 BJA 发布的一项网络系统评价非阿片类药物在成年大手术中的镇痛效果，研究报告指出对乙酰氨基酚联合非甾体类消炎镇痛药物可以最大限度地降低阿片药物用量，降低 PONV 的不良反应。

2. 阿片类药物

阿片类药物一直是中重度术后镇痛的一线用药，通过激动外周和中枢神经系统（脊髓及脑）阿片受体发挥镇痛作用。但阿片药物不良反应较多，如呼吸抑制、恶心、呕吐、胃肠蠕动减慢、镇静作用，因此一般不作为肺癌日间手术后镇痛的首选药物，而是多模式镇痛模式中的早期用药或补救用药，通过多模式以达到节俭阿片和减少副作用的效应。常用的阿片药物有芬太尼、舒芬太尼、吗啡、氢吗啡酮、羟考酮、地佐辛、布托啡诺、纳布啡，治疗方式以单次静脉注射或静脉自控镇痛为主。肺癌日间手术患者首选口服羟考酮（复方制剂或纯药）或透皮贴剂多瑞吉，避免静脉注射。

3. GABA 类药物

VATS 手术患者术后可能出现胸壁烧灼、针扎疼痛，机制与手术创伤导致肋间神经损伤进而导致神经病理性疼痛相关。美国麻醉疼痛和区域阻滞协会发布的《术后疼痛处置指南》中强烈推荐加巴喷丁或普瑞巴林作为成年人术后多模式镇痛的部分。加巴喷丁和普瑞巴林是治疗神经病理性疼痛的药物，镇痛机制与钙离子通道 GABA 受体相关。肺癌日间手术多模式镇痛管理团队讨论后将普瑞巴林列为围手术期多模式镇痛的药物，推荐所有患者术前 2 小时单次口服 75 mg 普瑞巴林，如患者术后发生烧灼样针扎疼痛患者则在疼痛科医生指导下继续普瑞巴林。

根据 VATS 手术后疼痛特点，结合多模式预防性镇痛理念，基于 PMDT 组织构建，华西医院胸外科、麻醉科和日间病房最终制定出一套具体实施方案，截至目前，已有 400 余例患者成功实施手术并实现无痛舒适快速康复。

四、四川大学华西医院肺癌手术的围手术期镇痛方法

基于预防性镇痛，多模式镇痛和去阿片化镇痛的理念，在 PMDT 多学科组织的反复讨论后，最终为肺癌手术患者制定了两套镇痛方案，分别是静脉自控镇痛为主的围手术期疼痛治疗，和以区域阻滞为主的围手术期疼痛治疗，具体治疗方案分别如下：

表4-10 肺癌日间手术镇痛方案

	术前 30 分钟至 1 小时	术中	术毕	术后 24 小时	术后 1~5 天
方案一	帕瑞昔布钠 40 mg iv	舒芬太尼、瑞芬太尼	肋间神经阻滞*	帕瑞昔布钠 40 mg iv q12 h，氨酚羟考酮 1 片 tid，地佐辛 5 mg iv 补救	塞来昔布 200 mg qd，氨酚羟考酮 1 片 tid

续表

	术前 30 分钟至 1 小时	术中	术毕	术后 24 小时	术后 1~5 天
方案二	帕瑞昔布钠 40 mg iv	舒芬太尼、瑞芬太尼	肋间神经阻滞#	静脉自控镇痛&+帕瑞昔布钠 40 mg iv q12 h	静脉自控镇痛&+塞来昔布 200 mg 口服 qd

*：甲泼尼龙40 mg，硫酸镁500 mg，罗哌卡因400 mL，地塞米松10 mg，右美托咪啶1 ug/kg，碳酸氢钠60 mL，配成共200 mL药液，阻滞T2~T10肋间神经共9个部位，每个部位约20 mL。

#：罗哌卡因0.5% 20 mL，阻滞手术切口所在肋间神经共3个部位，每个部位约6~7 mL。

&：氢吗啡酮0.1 mg/mL，右美托咪啶100 ug，托烷司琼15 mg，共100 mL，背景速率1 mL/h，单次追加2~3 mL/次，锁定时间10分钟。

　　方案一是日间手术患者围手术期疼痛的主流镇痛方式，受到患者和医护的青睐。虽然患者不再接受传统的静脉自控镇痛治疗，但临床研究发现疼痛程度并未增加，从而让围手术期 VATS 治疗更加简单易行，降低临床医护的工作量，减轻患者的管道负担。大部分住院胸外科病房患者目前仍接受方案二治疗，回顾过去 2 年实施肺癌手术的患者 100 例，我们发现两种方案的镇痛效果相似，但方案一的术后恶心呕吐发生率明显降低，患者满意度提高。

五、日间病房护理在肺癌日间手术疼痛管理中的作用

　　日间病房护理团队是多学科疼痛管理组织的重要组成，护理团队在术前宣教、术后评估及镇痛方案实施等发挥了重要作用。

（一）入院前疼痛护理管理

　　由预约处护理人员向肺癌患者讲解疼痛相关知识，如疼痛的定义、疼痛发生原因、发生机制、常用镇痛方法及围手术期的疼痛护理及配合要点，使患者及家属有充分的心理准备。指导患者及家属关注日间手术中心微信公众号，了解日间手术术后常见疼痛及误区。

（二）入院期间疼痛护理管理

1. 术前健康教育

术前对肺癌患者进行疼痛相关知识宣教，评估患者的疼痛阈值，病房每

个房间都张贴有疼痛评估表，护理人员须教会患者正确使用疼痛评估量表，让患者主动参与疼痛管理。健康教育内容主要包括：①疼痛的定义；②疼痛的原因，如化学刺激、物理损伤（手术的损伤）、心理因素等；③疼痛的发生机制；④疼痛可能会导致的并发症，如影响咳嗽及深呼吸，并发肺不张；⑤疼痛评估的标准，以患者主诉为疼痛评估"金标准"；⑥临床常用镇痛药、药物的使用时间、使用方法及可能出现的不良反应；⑦教会患者及家属进行疼痛自我评分，用数字式 0~10 分来表示疼痛的程度，0 分表示无痛，1~3 分表示轻度疼痛（安静平卧时基本不疼，不影响睡眠），4~6 分表示中度疼痛（安静平卧时疼痛，轻度影响睡眠），7~9 分表示重度疼痛（疼痛导致不能睡眠），10 分表示剧痛（痛不欲生）。

2. 术后疼痛护理

（1）遵医嘱予以镇痛药物：帕瑞昔布钠 40 mg q12h。

（2）疼痛评估：①采用数字评分法；②对肺癌患者术后 6 小时、夜间入睡前、出院前共进行 3 次疼痛评估；③分别评估患者静息时、活动时的疼痛程度、部位、性质、评分；④疼痛对于患者睡眠、情绪、术后恢复的影响；⑤患者有无头晕、恶心呕吐等不良反应；⑥术后动态观察患者疼痛状况。

（3）疼痛补救处理：①药物止痛。对疼痛评分 ≥ 4 分的患者予地佐辛注射液 5 mg 静脉 / 肌内注射补救治疗，观察患者用药后的效果，有无不良反应等。②物理止痛。应用冷热疗法，如冰袋、冷湿敷、热水袋等。③心理护理。鼓励患者表达疼痛时的感受，减轻心理压力。通过转移注意力（患者感兴趣的活动，如看电视、听音乐、聊天等）和放松练习（深呼吸、轻轻地按摩、冥想等）来达到松弛和减轻疼痛的作用。

（4）疼痛记录：每次疼痛评估后记录患者的疼痛时间、部位、性质、评分，疼痛处理方式及处理后的效果。

（三）出院后疼痛护理管理

护理人员指导患者出院时带药塞米昔布一盒（或者外面药房购买布洛芬一盒），告知药物服用方法、时间、注意事项等。居家出现疼痛评估分值 ≥ 3 分，可口服 200 mg 塞来昔布或者布洛芬，如效果不明显则需电话联系日间手术随访医务人员进行处理。随访医护团队术后 1 月内通过电话、智能 APP、社区等随访方式追踪患者疼痛情况，发生疼痛及时反馈。

（刘飞　陈维　尹露）

第六节　饮食与营养管理

ERAS 营养管理通过优化围手术期的处理措施，减少代谢应激反应，如糖代谢紊乱、胰岛素抵抗、肠道菌群紊乱等，减少并发症，以达到患者的快速康复，缩短住院时间。营养支持贯穿于围手术期的各个阶段，包括术前营养评估、术前常规进行肠道准备、术前缩短禁食时间、术前口服清流质进行代谢准备、术后早期快速康复饮食等（图 4-10）。

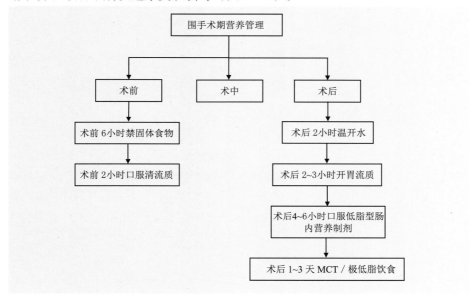

图 4-10　肺癌日间手术营养管理流程

一、术前清流质

（一）具体措施

无胃肠道动力障碍患者术前 6 小时禁食固体饮食，术前 2 小时内禁食清流质。若患者无糖尿病史，手术前 2 小时前饮用 12.5% 碳水化合物的清流质 250 mL，但糖尿病患者是否服用证据不足。

（二）作用

长时间禁食使患者处于代谢的应激状态，可致胰岛素抵抗，不利于降低术后并发症发生率。缩短术前禁食时间可减缓饥饿、口渴、焦虑情绪，降低术后胰岛素抵抗和高血糖的发生率、术后并发症，而且可以减少术后恶心、呕吐。

在手术前 2 小时前饮用清流质不会增加胃内容量，减少胃液 pH 值或增加并发症发生率，有利于保护胃肠道功能，改善围手术期血糖控制，降低术后恶心、呕吐的发生。

二、术后开胃流质

（一）具体措施

术后 2 小时口服温开水 100 mL，术后 2~3 小时口服开胃流质 250 mL。由新鲜食材熬制而成，略带酸味，含有机酸和电解质。

（二）作用

术后患者食欲不振，影响预后，开胃流质有助于促进患者胃肠道快速恢复，改善头晕症状，刺激胃酸分泌，提高消化酶活性，有利于食欲的恢复。

三、术后当天营养补充

（一）具体措施

术后 4~6 小时口服低脂型肠内营养粉 50 g，兑温水至 250 mL，提供能量约 200 kcal，蛋白质 8 g。控制饮用速度，小口饮用，30 分钟内饮完。

（二）作用

术后早期恢复经口进食是安全的，且利于胃黏膜屏障的保护和恢复，减少细菌移位，缓解术后恶心、呕吐及肠麻痹，促进胃肠道快速恢复。低脂型肠内营养制剂不会增加胃肠道负担，还可降低感染风险、术后并发症发生率、缩短住院时间和伤口愈合时间。

四、术后饮食方案

（一）具体措施

术后第一天开始进食至少 3 天 MCT 饮食或极低脂饮食。为保证能量和蛋白质摄入，术后 1~3 天需要在饮食基础上通过 ONS 补充摄入不足：三餐后 2 小时口服低脂肠内营养粉剂 50 g+200~250 mL 温开水，一天 3 次，全天可提供能量约 600 kcal，蛋白质约 40 g。

表4-11 术后1~3天极低脂饮食参考食谱（以女性为例）

	种类		
早餐	主食 75 g	白味榨菜 15 g	蔬菜 100 g
午餐	主食 75 g	蔬菜 250 g	豆腐 75 g
晚餐	主食 75 g	蔬菜 250 g	鸡胸脯肉 40 g
加餐	水果 200 g		
	烹调油 0 g		

表4-12 极低脂饮食营养成分分析

宏量营养素				微量营养素			
三大营养素	含量（g）	能量（kcal）	供能比（%）				
蛋白质	41.88	167.5	15.1	维生素 B_1	0.77 mg	钠	192.9 mg
				维生素 B_2	0.42 mg	钾	1 394.2 mg
脂肪	8.78	79.0	7.1	叶酸	168.8 μg	钙	363.5 mg
				胆固醇	32.8 mg	磷	654.4 mg
碳水化合物	215.5	862.0	77.8	维生素 C	131.0 mg	铁	10.8 mg
				维生素 A	193.9 μgRE	锌	6.02 mg
合计	—	1 108.5	100	维生素 E	10.45 α~mgTE	镁	202.9 mg

表4-13 MCT饮食参考食谱

	种 类		
早餐	主食 75 g	拌菜 100 g	
午餐	主食 75 g	蔬菜 250 g	豆腐 50 g
晚餐	主食 75 g	蔬菜 250 g	鸡胸脯肉 50 g
加餐	水果 200 g		
	MCT 油 20 g		

表4-14　MCT饮食营养成分分析

宏量营养素				微量营养素			
三大营养素	含量（g）	能量（kcal）	供能比（%）				
蛋白质	44.0	176	13.5	维生素 B$_1$	0.69 mg	钠	335.2 mg
				维生素 B$_2$	0.58 mg	钾	1631.3 mg
脂肪	26.9	242.5	18.7	叶酸	192.01 μg	钙	440.3 mg
				胆固醇	41 mg	磷	717 mg
碳水化合物	220.6	882.4	67.8	维生素 C	123.5 mg	铁	14.9 mg
				维生素 A	416.5 μgRE	锌	6.9 mg
合计	—	1 300.9	100	维生素 E	10.04 α~mgTE	镁	227 mg

（二）注意事项

①主食可为白馒头、稀饭、白米饭、白面条等未加油脂的主食，若进食营养粉剂及三餐饮食后饥饿感明显，可增加未加油脂的主食量；②蔬菜水果可以自由选择替换；③蔬菜水果可以自由选择替换；④优质蛋白质食物替换：豆腐75 g或鸡胸脯肉40 g或豆腐干50 g或虾仁60 g或不带皮低脂鱼肉40 g脱脂奶200 ml或鸡蛋白50 g；⑤不能进食高脂肉类、肉汤、纯牛奶、酸奶、豆浆、蛋黄；⑥饮水以淡茶、果汁饮料、白开水为主；⑦不能进食加油脂的食物，例如：烹饪油、黄油、酥油、奶油、猪油等。⑧食物重量一般指生重。

（三）作用

肺癌患者术后早期短期MCT饮食有助于促进胃肠功能的快速恢复、降低胸腔引流量和减少引流管留置时间，从而缩短术后住院时间，达到快速康复的目的。术后并发乳糜胸患者应接受高蛋白、极低脂饮食（＜10 g脂肪/天）或MCT饮食，必要时可考虑行ONS。

（四）食物定量图示解析

表4-15 MCT饮食定量图示

食物类别	定量估计	尺寸	重量	
			生重	可食部
稻米	 27 g 稻米（生），27 g 米饭（熟）	1平碗米饭约50 g 高度：5.3 cm 直径：11 cm	27 g	27 g
虾		虾约4只	97 g	59 g
蛋类		鸡蛋1个	63 g	55 g
豆腐	 1/3 大块（上）；8 小块（下）	豆腐约 1/3 大块，约 8 小块	107 g	107 g
豆腐干		豆腐干约 1 块	46 g	46g

续表

食物类别	定量估计	尺寸	重量	
			生重	可食部
鸡肉	鸡胸脯肉（左），鸡肉均值（右）	鸡胸脯肉约手掌大小一块 鸡肉均值约一块麻将大小	鸡胸脯肉 68 g 鸡肉（均值）54 g	鸡胸脯肉 68 g 鸡肉（均值）36 g
油		油约 1 平勺	10 g	10 g
盐		盐一平勺约 3 g	6 g	6 g

注：图片摘自《四川居民膳食指导》（四川省营养学会编著）。

（饶志勇　陈瑛翼　郑洁）

参考文献

[1] 赵玉沛, 李宁, 杨尹默, 等.中国加速康复外科围手术期管理专家共识（2016版）[J].中华消化外科杂志, 2016, 15（6）: 527-533.

[2] 杜娜, 饶志勇, 车国卫, 等.肺癌术后短期中链甘油三酯饮食临床效果的前瞻性随机研究[J]. 中国肺癌杂志, 2016, 19（12）: 821-826.

[3] Riley LE, Ataya A. Clinical approach and review of causes of a chylothorax[J]. Respir Med, 2019, 157: 7-13.

[4] Kaya SO, Akcam TI, Ceylan KC, et al. Is preoperative protein-rich nutrition effective on postoperative outcome in non-small cell lung cancer surgery? A prospective randomized

study[J]. J Cardiothorac Surg, 2016, 11: 14.

［5］Lyell NJ, Kitano M, Smith B, et al. The effect of preoperative nutritional status on postoperative complications and overall survival in patients undergoing pelvic exenteration: A multi-disciplinary, multi-institutional cohort study[J]. Am J Surg, 2019, 218（2）: 275–280.

［6］Chen C, Wang Z, Hao J, et al. Chylothorax after Lung Cancer Surgery: A Key Factor Influencing Prognosis and Quality of Life[J]. Ann Thorac Cardiovasc Surg, 2020, 26(6): 303–310.

［7］刘菊燕.骨汤营养成分分析及骨汤方便面呈味影响研究[D].郑州：河南工业大学, 2016.

第七节　康复管理

一、日间康复管理方案

（一）术前评估及干预

具体见第三章第三节。

（二）术后评估方法及临床应用标准

主要是需要通过术后评估判断患者术后状况，以决定采取呼吸康复干预的必要性、采用何种方式的呼吸康复方法，以及呼吸康复的强度。评估的内容主要包含以下方面：

1.临床状况

（1）病史　根据病史评估判断术后可能发生的并发症以及患者可能的预后。以决定术后应对患者实施呼吸康复的必要性。

（2）生命体征　术后患者生命体征的状况。包括心率、血压、氧饱和度、呼吸频率。术后生命体征判断患者目前所处的状态，初步确定术后呼吸康复实施的风险程度，以及导致这一生命状态与术后并发症发生的相关性。如呼吸频率的增加、血氧饱和度的下降可能与痰液潴留和肺塌陷有关。

（3）手术方式　由于腔镜手术损伤相对较小，术后伤口疼痛较小，伤口愈合较好等优点逐渐被越来越多地运用。例如，胸腔镜手术相对于开胸手术术后肺部并发症的发生率下降。

（4）手术类型　不同的手术类型可能预期对心肺功能所造成的影响程度不同。如肺的楔形切除相对于肺叶切除，切除范围较大，术后心肺功能损失增加，术后发生肺部并发症的危险也相应增高。呼吸康复的实施的必要性也就更大。

（5）手术切口　术后应评估手术切口的位置和大小，以判断对患者功能情况的影响。例如，胸部手术切口的位置和大小提示不同的肌肉和神经的损伤，对将来可能导致的上肢的关节活动及胸廓顺应性的影响也不同。

（6）肺部听诊　通过肺部听诊判断功能障碍可能的原因及严重程度。例如，湿啰音提示可能存在肺部痰液潴留及位置；呼吸音减少可能是肺部塌陷导致。

2. 疼痛

疼痛是手术后主要问题之一，术后疼痛严重影响了患者的术后感受，降低患者术后的自主能力，疼痛往往容易加剧肺不张等问题，同时疼痛还可能导致焦虑抑郁情绪。术后的疼痛评估主要采用 NPRS 或 VAS 0~10 分疼痛评估方法，包括安静休息时、咳嗽时、活动时疼痛评分。

3. 呼吸困难

Borg 自觉呼吸困难及疲劳指数评分（0~10 分），包括静息下和活动后。术后呼吸困难的表现能够反映患者术后心肺的耐受能力。

4. 咳嗽

主要着重于评估咳嗽的效力，以反映患者对术后气道清洁的能力。对于咳嗽效力的评估主要通过咳嗽的声音和咳嗽的过程来判断咳嗽是否有效以及造成咳嗽效力减损的分析。此外，一部分患者在术后容易出现慢性刺激性咳嗽，对于这部分患者我们也可以采用咳嗽问卷对其咳嗽的状况进行掌握。

5. 痰液

痰液的评估能反映术后通气功能受限情况，以及预判术后肺部并发症发生的可能性。痰液评估的内容主要包括痰量、颜色、性状。

6. 胸廓活动度

术后患者容易存在肺部塌陷导致肺通气减少，常表现为患侧胸廓活动度较健侧下降，尤其是下胸廓的活动范围，因此可通过徒手测试患者两侧胸廓活动范围判定是否存在通气减少及其严重程度。

7. 胸腔引流

大部分的手术，术后都可能会放置引流装置。因此我们在实施呼吸康复之前还应观察引流管是否在位、是否有扭转或阻塞、引流量、引流液体颜色及性状等。通过对引流的评估判断目前实施呼吸康复的安全性、必要性，以及呼吸康复的实施程度和方向。

8. 活动能力

卧床、床上活动、坐起、站立或者步行，以及步行的距离，此外还包括日常活动能力的评估。加速外科康复的理念强调患者尽早尽快离床，强调活动对术后减少肺不张、肺部感染，降低血栓生成风险的重要性。采用 MMSE 活动耐量评估量表进行评估。

9. 6 分钟运动测试

术后患者常由于术后的疼痛、通气减少导致有氧耐受能力下降，可通过 6 分钟步行测试的距离以及测试中患者的血氧饱和度和心率的变化情况反映心肺功能受限的严重程度。同时，测试结果不仅能为患者制定活动方案提供依据，还能作为术后康复训练效果的评价指标。

10. PEF 气道峰流速测定

气道峰流速除了判定患者的气道功能受损的严重程度，也能反映术后咳嗽效力。可采用简易气道峰流速仪进行测试。

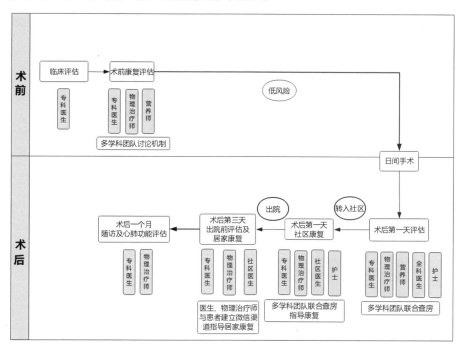

图4-11　日间康复管理流程

二、术后早期康复训练

在术后早期指导深呼吸训练和有效咳嗽，有效的清除气道分泌物，改善肺不张，预防肺部感染，减少住院时长和住院花费；鼓励患者早期下床活动，能够改善氧转运的能力，维持并提高肌肉的肌力、耐力以及柔韧性，维持正常的神经系统功能，减少焦虑和压力。促使患者尽早恢复，尽快参与日常生活。

表4-16 肺癌术后康复训练方案

项目	内容及方案	目的
气道廓清技术	ACBT 自主引流 咳嗽及辅助咳嗽 呼气正压技术 （排痰仪的使用）	清理气道，维持气道通畅
体位管理	病床：背部有支撑的高靠位 椅子：背部有支撑的端坐 床边站立	根据患者情况选择适合的体位，达到优化氧转运的目的
肢体活动	上肢：肩前屈、外展、上举 下肢：着重于股四头肌的训练，伸膝、屈髋屈膝、髋外展内收、踝泵 转移：坐起、坐床边、床椅转移、坐到站、步行	改善通气和肺容积 提高肺顺应性 维持肌肉的强度和柔韧性
呼吸练习	呼吸控制 促进吸气练习 激励式肺量计	减少呼吸做功 促进通气改善 改善肺容积，促进肺复张

（一）气道廓清技术

分泌物阻塞气道是导致术后肺通气不良、肺不张及肺部感染重要的因素，因此术后保持气道清洁是促进术后肺通气功能恢复，预防术后肺部并发症的必要手段之一。术后气道廓清技术的选择需根据患者的术后情况决定。具体方案如下：在指导患者进行气道廓清技术之前需通过肺部听诊与胸廓活动度的评估结果确定治疗部位。

表4-17 肺癌术后气道廓清技术

项目	方案	注意事项
主动循环呼吸技术	具体操作方法见术前康复训练方案，每1~2小时一次	①训练中应监测患者的心率与血氧饱和度 ②每日训练的频次根据患者的痰量决定 ③需要特别注意的是：对于胸腔引流管还未拔出的患者，在训练中应观察引流瓶中是否有气泡（漏气）溢出，根据漏气的严重程度决定呼吸活动的强度 ④可通过术后肺部听诊与胸廓活动度的评估选择相应的治疗部位

续表

项目	方案	注意事项
自主引流	具体操作方法见术前康复训练方案，每1~2小时一次	同上
咳嗽及辅助咳嗽	①主动咳嗽 第一步：嘱患者取放松舒适坐位，双脚置于地面，先进行一次潮式呼吸 第二步：充分呼气，然后深吸气，声门关闭 第三步：呼气时，声门打开，伴随腹肌快速收缩 ②自我辅助咳嗽 第一步：嘱患者取放松舒适坐位，双脚置于地面，双手放置于上腹部，先进行一次潮式呼吸 第二步：充分呼气，然后深吸气，伴随躯干稍后伸，声门关闭 第三步：呼气时，声门打开，躯干弯曲，并且双手向腹部加压促进腹肌快速收缩	①尽量避免无效咳嗽，导致气道塌陷 ②避免过度地用力咳嗽，导致气道塌陷

（二）运动训练

表4-18　运动训练方案

项目	方案	注意事项
四肢活动训练	患者取放松舒适端坐位 ①上肢：上举、前屈、外展，各10个/组，2组 ②踝泵：100个/日	①活动前，应评估引流管是否通畅，活动时注意保护引流管，防止脱出 ②运动时监测患者生命体征，如心率、血氧饱和度；运动中，若出现血氧饱和度下降应及时补充吸氧，若出现心律不齐应停止训练 ③运动可能受疼痛的影响，运动前20分钟可提前按压镇痛泵，若运动中疼痛加重至不能耐受应考虑停下来休息
有氧训练	①床旁踏步：患者根据可以承受的自觉呼吸疲劳程度决定踏步的速度，踏步持续时间直到患者Borg自觉呼吸疲劳评分2~3分或运动后心率增加20~30次/分钟，3~4次/日 ②步行训练：患者根据可以承受的自觉呼吸疲劳程度决定步行的速度，10~20分钟/次，或患者Borg自觉呼吸疲劳评分2~3分或运动后心率增加20~30次/分钟，3~4次/日 ③踏板训练：患者根据可以承受的自觉呼吸疲劳程度决定上下踏板的速度，踏板持续时间直到患者Borg自觉呼吸疲劳评分2~3分或运动后心率增加20~30次/分钟，1次/日	

（三）呼吸练习

表4-19　呼吸训练方案

项目	方案	注意事项
激励式肺量计	患者取坐位或高靠位，给训练器定一个容量目标，可先从低目标开始；先进行一次潮式呼吸，将气体充分呼出，然后咬住口件，缓慢深吸，控制吸气的速度保证活塞在范围，直到吸气至目标容量，再将气体充分呼出；6~10个/次，两小时1次	①注意患者吸气时勿过度用力，避免面部、颈部肌肉的使用 ②遵循少量多次的原则 ③若患者存在持续性漏气，应谨慎使用
促进吸气的训练	①取有支撑的坐位，保持胸廓的伸展，鼻子缓慢吸气，同时眼睛看向天花板，嘴唇充分呼气，眼睛看向地面 ②取有支撑的坐位，鼻子缓慢吸气，同时双上肢前屈或外展或上举过头，嘴唇充分呼气，双上肢缓慢放下3~5次/组，1~2组/次	①若患者存在持续性漏气，应谨慎使用 ②若患者无法较好地进行呼吸的配合，应停止
呼吸控制	患者取安静且有支撑的坐位，一手置于上腹部，鼻子缓慢吸气，伴随上腹部向手的放下鼓起，嘴唇呼气，腹部向内收；10~20次/组	若患者无法较好地进行呼吸的配合，应停止

三、术后社区及居家肺康复

（一）训练前准备

（1）嘱患者穿休闲宽松适合活动的棉质衣服，尽量选择底软的鞋子，准备一张干毛巾及水杯。

（2）建议餐后1~2小时进行。

（3）静息坐10分钟后，测血压、心率、血氧饱和度（糖尿病患者还应测血糖）。

（4）出现以下情况不适合运动：静息血压高于150/100 mmHg，或者出现近期血压波动明显；静息心率大于120次/分钟不适合运动，或者出现心律不齐；血糖低于6 mmol/L或者高于11 mmol/L；运动前若出现心绞痛、发热、头疼、头晕、心慌等不适。

（5）热身5~10分钟，以肌肉柔韧性训练与慢走作为热身的方式。

（6）运动中推荐穿戴运动中的居家监测设备，如运动手环等。

（二）正式训练

表4-20　社区和居家康复方案

项目	内容	适应问题	注意事项
胸科物理治疗技术	①气道廓清技术：ACBT、自主引流、用力呼气、咳嗽、排痰仪；②呼吸肌肌力训练；③促进吸气训练	①痰液潴留②呼吸肌肌力下降③肺通气不足	可根据患者当下存在的问题给予其必要的胸科物理治疗技术干预；对于干预方式与强度的选择应更多考虑社区及居家训练的安全性和可实施性；还应教会患者识别危险
运动训练 / 有氧训练	①方式：健步走、慢跑、自行车、有氧操等；②强度：初始最大心率 *40%~60%，或者 Borg 自觉呼吸疲劳指数 4~6 分，可逐渐进阶至最大心率 *70%~80%，或者 Borg 自觉呼吸疲劳指数 7~8 分；③时间：30~60 分钟；④频率：低中等强度大于 5 次/日；高等强度 3 次/日		训练方案的制定推荐先进行运动测试，以确保方案安全有效；强度的进阶应根据患者的训练反馈来决定，在患者可耐受的情况下进行；对于虚弱的患者在运动训练的初始，可考虑采取间歇训练的方式；可向患者建议准备便携式的监测小设备，如血氧饱和度监测仪；教育患者如何识别在运动训练中的危险指标，以及一旦出现危险如何处理
力量训练	①方式上肢：肩前屈、外展、内收、上举、屈肘；下肢：下蹲、上下踏台阶；②强度上肢：弹力带或哑铃抗阻，8~12 个/组，1~2 组；下肢：8~12 个/组，2~3 组或者可根据 Borg 自觉呼吸疲劳指数 4~6 分；③频率：2~3 次/周		如果患者可以通过 1-RM 测得最大抗阻能力，则力量训练的初始强度可从最大抗阻强度的 30% 开始，逐步进阶；制定力量训练方案前，应仔细评估患者是否存在骨质疏松症、关节疾病、骨折等合并症

续表

项目	内容	适应问题	注意事项
运动训练	柔韧性训练	①方式 颈部：前屈、后伸、左右侧偏及旋转； 肩部：前屈、后伸、旋转； 胸廓：躯干旋转、左右侧屈、躯干伸展； 下肢：股四头肌、髋关节、小腿三头肌 ②强度：拉伸至末端稍感不适，3~5次/组，15~30秒/次 ③频率：1次/日	对于老年患者，在进行柔韧性训练时需循序渐进；胸廓的柔韧性训练应先对胸部的伤口进行评估，确保伤口愈合良好后再进行，注意缓慢进阶

（三）效果评估

术后患者的社区及居家肺康复训练应以问题为核心制订训练方案，因此效果评估也应基于患者的问题展开。

表4-21　康复训练效果评价

问题分析	治疗方法	评估方法	效果评价
痰液潴留	①气道廓清技术 ②主动/辅助咳嗽	①观察：痰液的量、痰液的颜色、痰液性状 ②听诊：啰音、呼吸音降低或消失 ③血氧饱和度下降	①观察：痰量排出，且减少、颜色变浅、痰液性状由浓稠逐渐变清 ②听诊：啰音减少或消失、呼吸音增强 ③血氧饱和度恢复
肺塌陷	①运动 ②胸廓扩张训练	①运动测试：6分钟步行测试、爬楼梯测试 ②观察：呼吸频率、血氧饱和度 ③听诊：呼吸音、胸廓活动度、活动后状况 ④日常生活质量	①运动测试：步行距离增加、爬楼梯高度增加 ②观察：呼吸频率由增加恢复至正常、血氧饱和度由下降恢复至正常 ③听诊：呼吸音增强、胸廓活动度恢复正常、活动后无呼吸困难与疲劳

（四）注意事项

（1）社区肺康复通过详细的评估后，鼓励根据不同的能力层次的患者进行分组，对于同一个水平的患者进行小组训练，增进患者间的交流，增强患者康复信心。

（2）居家肺康复训练由于缺少医务人员的监督，患者必然存在一定的安全隐患及不持续性，导致无法达到理想的训练效果。因此，治疗师在制订方案前应对患者的危险因素及患者的兴趣进行详细的评估，对训练强度、方式的选择上实行更加个性化的建议。此外，还需教育患者如何识别危险以及如何在出现危险时及时处理，必要时建议患者准备适合的便携式监测设备。

（3）建议通过电话、微信等方式与实施居家肺康复的患者建立联系，保障患者训练的安全及疗效。

（王娇）

第八节　病房护理管理

日间手术护理作为一种新的医疗护理模式，与传统的住院护理模式相比存在一定差异，胸腔镜肺结节切除术等四级手术的纳入，手术风险较大，术后并发症随之增高，如何做好肺癌日间手术围手术期护理管理是一项新的挑战。这就要求我们必须在传统住院护理的基础上进行创新完善，形成科学化、规范化的肺癌日间手术护理管理体系。

一、日间手术护理组织结构及人力资源管理

日间手术病房组织架构、岗位设置应清晰明确。以四川大学华西医院为例介绍护理人力组织架构，基本架构为：科主任—科护士长—病房护士长—责任组长—责任护士。根据疾病种类，病房设立专科管理护士，如肺癌专科护士；根据护理专项问题，设立专项管理护士，如管道护士、疼痛护士等；根据各级岗位工作职责、准入要求等配置相应的岗位说明书，职责清晰明确。参考普通病房的人力配置比 1 : 0.6~1 : 0.4，并根据当日手术种类、手术量及周转情况进行弹性排班，保证各项护理工作能有序开展。

二、日间手术院内护理流程管理

本章节以集中式日间手术管理模式为例，详细介绍院中护理部分，即从患者入院到出院的全流程。

患者入院当天，持有入院证和检查报告办理入院。护理人员审核报告无误后按照手术预约排程为患者合理安排床位，责任护士负责完成肺癌患者术前准备及术前健康教育，帮助其缓解紧张、焦虑情绪，与患者建立良好护患关系，并协助医生完善术前沟通谈话与签字等。

转入手术室前进行交接，遵循"三人一物一交接"（患者、护理人员、转运工作人员、病历资料、转科交接单），肺癌患者在入手术室时遵医嘱预防性使用抗生素及止痛药。

手术完成后，病房护理人员与麻醉手术工作人员床旁交接、签字，全面掌握患者术中术后情况，观察病情变化，重点把握伤口、胸腔引流管情况，并运用加速康复外科理念指导患者的饮食、活动、康复锻炼等。

出院前护理人员协助医生完成出院评估，做好出院前健康教育，帮助患者顺利出院（图4-12）。

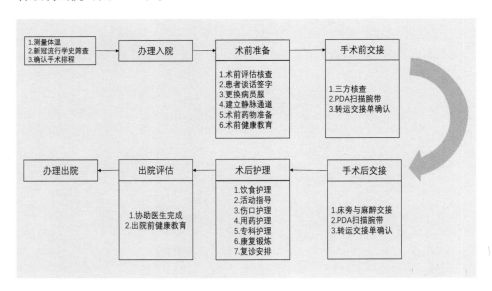

图4-12 四川大学华西医院护理流程

三、肺癌日间手术患者健康教育管理

由于日间手术住院时间短，患者与医护人员接触时间减少，并且需要患者及家属在社区或家庭完成术前准备、术后护理及出院康复工作；且该四级手术围手术期康复等健康教育较复杂，因此需要进行规范化的健康教育管理。

肺癌日间手术患者预约完成后，即刻接受日间手术肺癌专科护士口头讲解与视频指导相结合的康复训练，如深呼吸训练器的使用、系统呼吸训练法；预约处护理人员指导患者进行术前居家训练。其他健康教育还应包括：术前检查、肠道禁食禁饮时间、皮肤准备、心理护理等。

术日当天责任护士讲解术后饮食、活动、引流管、功能锻炼及复查。内容需和专科医生沟通讨论，达成一致，增加患者对日间手术的护理工作的信任。注意评估患者对康复训练的掌握情况，再次进行个性化指导，尤其是呼吸训练器的使用、主动式系统呼吸训练方法，确保患者掌握深呼吸、有效咳嗽、咳痰等方法，指导家属进行正确拍背。

健康教育应根据患者的需求选用多元化宣教方式：面对面口头讲解、播放视频宣教、发放纸质版文字资料、壁报宣传、微信公众号等方便患者随时查看，并采用集体宣教和单独宣教相结合，分批次、分时段，进行宣教，从而帮助患者了解疾病康复知识，安全快速恢复（图4-13）。

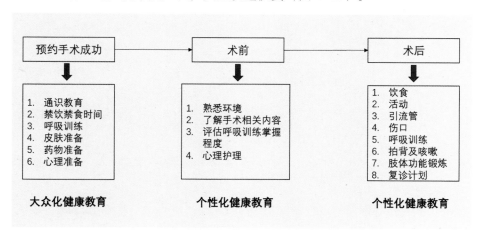

图4-13　肺癌日间手术患者健康教育流程

四、日间手术病房护理质量安全管理

（一）护理质量管理团队和管理指标

病房成立包括护士长、责任组长、办公室护士、质控护士等在内的护理质量管理小组，护士长负责、各成员之间相互协作共同完成护理质量管理工作。质量管理团队应结合国家规范、医院要求对病房管理方案进行制定，包括护理质量指标、敏感指标，以及对护理人员的业务培训与考核。护士长定期（每月/季度/年度）召集质量管理小组或全科护理人员对病房质量考核结果进行分项目汇报与讨论分析，并做好持续质量改进工作。质量管理指标分为基础考核内容和专项考核内容，基础考核内容包括：责任制整体护理、护理操作、护理文件书写、护理满意度等；专项考核内容包括：查对制度执行、手术交接、药物管理、安全（不良）事件管理等。日间手术专项管理包括：爽约率、停台率、首台准备延迟率、三四级手术比例、随访完成率、再就诊/入院率等。

（二）标准化制度/规范

1. 日间手术相关制度/规范

制度包括护理查对制度、分级护理制度、手术安全核查制度、抢救制度、绩效考核制度等。规范包括预约排程规范、随访管理规范、健康教育规范、手术交接管理规范、医护一体交接班规范、医护一体临床路径护理管理规范、护理文书书写规范等、围手术期快速康复规范、疼痛管理规范等。

2. 应急预案

包括住院期间应急预案与离院后应急预案。住院期间应急预案主要包括过敏性休克处置、用药差错、职业暴露等，以及各类疾病并发症发生的应急预案，如肺癌手术术中大出血或胸膜中度粘连，术后出血、肺不张、肺水肿等特殊情况，应启动应急预案管理，将患者转入胸外科专科病房或重症监护病房。离院后应急预案主要是对并发症相关症状的观察和处理，如手术后持续发热（＞38.5℃）、伤口异常、剧烈疼痛（NRS评分≥4分）、恶心呕吐、呼吸困难等，患者出现病情变化均应启动特殊随访系统，保证患者能及时返回医院进行处理。

3. 护理路径化

制定标准化的日间手术临床护理路径单，明确入院前、入院当日、手术后、出院后各阶段的护理工作内容和岗位职责，在各环节实施最佳医疗护理方案。

五、日间手术病房医院感染管理

（一）基本要求

按照国家标准并结合日间手术特点，制定日间手术特色医院感染管理具体条例：保持病房床单元的清洁；两床之间需保持1m间距，且不加床；

两床之间应设立隔帘；出院后进行终末消毒处理；专职岗位负责环境表面消毒；责任护士负责使用中仪器设备的清洁与消毒。

所有患者进行输血前全套项目筛查，如出现检查结果阳性患者，当日手术排程应排至最后一台，并在患者病历牌和腕带上进行标识，提示医护人员注意标准预防；专人负责收集 SSI 数据，建立院感数据库；感控护士每周专职负责医院感染的督查。

（二）各区域具体消毒措施

严格遵循卫计委发布的《医疗机构环境表面清洁与消毒管理与规范》（WS/T512-2016），治疗室清洁、仪器与设备清洁消毒以及血渍等体液污染均按照规范执行。

（三）病床单元清洁与消毒

直接接触患者的床上用品如被套、床单、枕套等，均应一人一用一更换，每日均用"床单元消毒机"对床单元进行消毒（图4-14）。使用后物品每日定时运送至浆洗消毒供应中心。间接接触患者的被芯、枕芯、床垫等均需保持清洁。涉及有血渍、体液小面积污染用含有效氯 2 000 mg/L 的消毒液擦拭消毒，大面积污染、甲类及按甲类管理的乙类传染病患者、不明原因病原体感染患者使用后的上述物品均须按医疗废物处置。

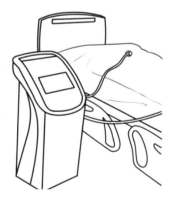

图4-14　床单位消毒机

（四）院感督查指标与措施

应在医院感染管理科的监管下，采集科室医院感染管理数据，指标包含科室空气采样指标，环境表面、医务人员手卫生菌落数采集等，通过收集基线数据确定日常监管指标。

六、肺癌日间手术的陪护管理

1. 陪护人员选择

每位患者至少应有一位家属（年满 18 周岁）陪护至医院，既满足患者亲情需要又保证医疗护理工作合理开展。

2. 陪护管理

进入病房的陪护人员，需知晓日间手术病房的相关规定与要求，并自觉遵守规定，维护日间手术病房温馨舒适环境。疫情期间，正确佩戴口罩，配合医务人员监测体温，由膳食中心统一配送三餐，减少外出。陪护人员在护理人员指导下，熟悉日间病房环境、病区内相关功能区域及相关设备设施的使用，协助患者生活照顾；当患者出现紧张、焦虑情绪时，陪护人员能提供有效的情感支持；陪护人员需离开病房时，应告知医务人员，按照相关要求及时返回病房；并且积极参加术前术后健康教育培训，给予患者身心支持。

（戴　燕　黄明君）

参考文献

[1] 国务院办公厅.国务院办公厅关于印发全国医疗卫生服务体系规划纲要（2015—2020年）的通知[EB/OL]. http://www.gov.cn/zhengce/content/2015-03/30/content_9560.htm.

[2] 中华人民共和国卫生部.关于实施医院护士岗位管理的指导意见[EB/OL]. http://www.gov.cn/gzdt/2012-05/04/content_2130145.htm?isappinstalled=1.

[3] 张黎, 刘洋, 黄明君, 等. 胸腔镜肺结节日间手术患者精细化管理效果研究[J]. 华西医学, 2021, 2: 183-189.

[4] 戴燕, 马洪升, 张雨晨. 华西日间手术护理管理制度规范构建与实践[J]. 华西医学, 2017, 32（4）: 497-499.

[5] 严喆, 张要雄, 朱建萍, 等. 日间手术中心护理质量评价指标体系的构建[J].中国实用护理杂志, 2019（32）: 2509-2513.

[6] 车国卫. 加速康复外科: 肺癌手术日间化现状与策略[J]. 中国肺癌杂志, 2020, 23（1）: 1-4.

[7] 胡晓, 刘倩, 黄晓萱, 等. 日间手术病房的精益管理策略[J].华西医学, 2019, 34（2）: 159-163.

[8] 国家卫生计生委员会. 医疗机构环境表面清洁与消毒管理与规范: WS/T 512-2016[S]. 北京: 国家卫生计生委员会, 2017.

[9] 李六亿, 徐艳, 贾建侠, 等. 医院感染管理的风险评估分析[J].中华医院感染学杂志2016, 26（11）: 2607-2610.

[10] 谷继荣. 环境及物体表面消毒在预防和控制医院感染中的作用[J]. 中国感染控制杂志, 2012, 11（3）: 231-235.

第九节　病房医疗管理

日间病房的医疗管理是日间手术医疗管理工作的重要内容，而建立对日间手术病房管理的规范化模式，保证胸外科日间手术医疗工作的顺利有序开展，保证患者的医疗质量和安全是日间手术成功开展的基石。由于只有 24 小时住院时间的日间手术流程非常紧凑，为了向患者提供优质的医疗服务同时保证患者的安全，需要日间病房与包括日间手术室、麻醉医师、外科医生及护理团队的通力协作。

日间手术患者在手术前后得到直接的医疗干预相较住院治疗要少，为提高患者满意度，将日间手术流程优化，确保医疗质量和安全，贯穿患者整个治疗过程的规范化保障体系必不可少。为保证日间手术病房的医疗安全，有必要构建相应的胸外科日间手术准入制度、评估标准和紧急预案等。

一、日间病房的工作制度

（1）病房工作人员遵守劳动纪律，必须准时到岗，遵守医院、门诊部及病房相关规章制度，服从科室统一协调管理。

（2）各级医务人员须持执业证上岗：无资格证人员必须标注并由专门人员负责指导。

（3）在医院感染控制科指导下，各级人员必须遵守院感相关制度及要求，清洁消毒制度、空气消毒制度、洗手制度、医用垃圾回收制度等规范操作。

（4）各级人员必须认真遵守执行医院核心制度，坚持按操作规范进行各项医疗护理操作，确保医疗护理安全。

（5）各级人员必须认真学习医院病房制度、日间手术病房制度（预约排程制度、医护查房制度、医护值班制度、医护交接班制度、查对制度、日间手术准入制度、日间手术患者准入制度、日间手术医师准入制度、手术查对制度、出院评估制度、出院随访制度等），并严格执行。

（6）熟悉掌握日间手术病房抢救应急预案、各种紧急情况下应急预案，对照病房各级人员岗位职责认真执行。

（7）认真执行分级护理制度、监测责任制整体护理，将优质护理贯穿于患者整个医疗过程。

二、主要医疗工作及流程

（一）办理入院手续

患者手术当日，主刀医生团队和麻醉医生会再次对患者进行评估，核查患者的健康状况。例如，患者当日出现感冒症状或女性患者月经期，由病房医护人员通知主刀及麻醉医师评估患者能否当日手术。

（二）术前准备

患者实施手术前的各项医疗准备工作由日间病房医生、主刀医生、麻醉医师和护理团队共同完成。由日间病房医生开出术前医嘱。主刀医生团队及麻醉医师术前查看患者，进行手术风险评估，与患者及家属（监护人）签署相关医疗文书，包括：授权委托书、手术知情同意书和麻醉知情同意书等。

（三）手术

麻醉、手术医生根据排程提前做好准备，准时到场，实施手术。要求第一台手术必须准时，避免影响后续患者的手术时间。

（四）术后病房观察

日间手术患者的术后观察主要由护理及日间病房医生完成。患者术后返回病房，由主管护师与手术室护师或麻醉医师认真做好交接班。手术医师团队病房查看术后患者，与日间病房医师交接。若出现病情变化，日间病房应及时向手术医师汇报并积极处理。日间病房医师在手术当日对全病房进行医疗查房。

（五）出院

由于胸外科日间手术患者在 24 小时内出院，但患者在出院前完全恢复到术前的生理状态是几乎不可能的。为保障患者的医疗质量和安全，日间病房必须制定严格出院标准并且向出院患者提供 24 小时病房值班电话及其他联系，使患者出院后若需要帮助随时可以与日间病房及主刀医生团队联系。

三、主要医疗岗位职责

（一）主刀医师岗位职责

（1）严格掌握胸外科日间手术适应证，筛查适宜患者，告知患者日间手术的流程。

（2）遵守劳动纪律，根据日间病房入院服务中心预约手术排程提前做好准备，准时到场，实施手术。

（3）患者办理入院后，由手术医师对其进行再次评估，核查患者的健康状况。若遇特殊情况，如感冒、女性患者月经期等需取消手术，应及时与患者进行医患沟通给予处置建议。

（4）手术医生与患者及家属沟通，再次讲述日间手术的基本流程和手术告知。患者及家属（或监护人）签署手术同意书、麻醉知情同意书、授权委托书等医疗文书。

（5）术后及时完成手术记录。进行术后评估，如有临床路径以外补充医嘱，应向病房医师认真做好交接班。

（6）术后查看患者，指导病房住院医师做好患者出院评估。

（7）患者出院后及时审签出院病历，并对病历质量负责。

（8）出院患者在随访过程中发现并发症，及时处置患者。

（二）日间病房住院医师职责

（1）在科主任领导和主治医师指导下，根据工作能力、工作年限，负责日间手术中心的相关医疗工作，担任科室的值班工作。

（2）接待新入院病员，根据临床路径开具日间手术术前、术后医嘱并检查执行情况。

（3）书写病历。新入院病员的病历，应于病员入院后 24 小时内完成。并负责病员住院期间的各项病案记录。夜班医师应及时整理完成出院病历。

（4）患者术前准备工作和术后观察期间的病情变化等，及时向病房主治医师或患者的手术医生报告，遇严重并发症，与手术医生共同按应急预案协调相关事宜。

（5）住院医师对所管病员应全面负责，在下班以前做好交接班工作。

（6）认真执行各项规章制度和技术操作常规，亲自操作或指导护士进行各种重要的检查和治疗，严防差错事故。

（7）负责解答住院、出院随访患者手术方面的问题，若遇严重并发症，与随访人员共同按应急预案协调相关事宜。

（三）值班医师工作职责

（1）医生办公室实行 24 小时值班制。

（2）值班医师必须获得执业医师资格。

（3）值班医师必须严格遵守岗位责任制，不得擅离工作岗位。

（4）值班医师遇有疑难、重症、无法处理病情的患者，应立即请示上级医师或患者手术医生。

（5）值班医师认真、如实地的记录值班、交班记录本。要求如实反映患者的情况。

四、病房相关医疗问题处置预案

（一）胸外科日间手术患者术后病情不稳定处置

术后患者出现：①严重疼痛：VAS 评分 ≥ 7 分；②恶心呕吐；③重度皮下气肿：患者手术切口同侧和对侧胸壁、头面颈部出现皮下气肿；④呼吸困难；⑤心悸；⑥头晕；⑦谵妄等不良反应应通知手术医生团队查看患者，评估患者病情，给予相应处理。

（二）术后并发症

术后出现：①胸腔积气：胸部 X 线片提示胸腔积气 > 30% 并再次置管；②胸腔积液：胸片提示积液中到大量；③出血：术后每小时血性引流液在 200 mL 以上并持续 3 小时；④心律失常：包括心房纤颤、房性 / 室性期前收缩、阵发性室上性心动过速、室性心动过速；⑤痰潴留；⑥肺部感染：明确的病原学证据、影像学提示肺不张或大片状影、发热、白细胞总数 > 10×10^9/L 或 15×10^9/L；⑦持续肺漏气。24 小时内病情不允许出院，由主刀医生协调安排患者转入专科病房继续观察治疗

五、医院感染管理制度

1. 日间病房应严格执行医院感染各项规章制度。

2. 重视医院感染的预防和控制，执行"标准预防""手卫生制度""职业防护"等在职教育培训工作。

3. 在院感科的指导下配合做好各项监测，按要求报告医院感染发病情况，对监测发现的问题及时分析原因，采取有效措施。

4. 建立严格的科室清洁、消毒与隔离制度，对不同传染源引起的感染采取相应的隔离措施。

5. 对重点区域，重点部位的医院感染的预防和控制措施要符合医院感染管理办法的有关要求。

6. 严格医疗废物分类、收集、存放、登记、交接、运送、焚烧等流程的管理。

7. 污水污物排放按国家有关规定执行，各个管理环节应符合《医疗废物管理条例》要求。

（常　帅　李　珏）

第十节 常见并发症

一、胸腔积液

（一）病因

术后产生胸腔积液与手术操作及患者生理状况有关。如胸外手术后，创面、心脏、大血管或胸壁出血导致胸腔积液；损伤胸导管发生的乳糜胸腔积液；术中操作损伤对侧胸膜时，冲洗、渗血流向非手术侧胸腔；有些胸腔积液可发生在全身性疾病基础上：进行外科手术的患者，同时有肝硬化或低蛋白血症的存在，手术后也易产生胸腔积液，应引起注意。

（二）病理生理

正常情况下胸水由壁层胸膜产生，被脏层胸膜吸收，保持动态平衡。手术及术后的某些因素使这种平衡被破坏，即可产生胸腔积液。胸腔积液达1 000 mL时可出现肺不张，而达到2 000 mL时可产生肺萎缩和纵隔移位，影响呼吸和循环功能。大量的胸腔积液造成体液丢失和代谢失调，进一步加重病情。如胸腔积液未能及时排除及控制，经过较长时间后，可因胸腔感染和胸膜肥厚使呼吸功能受到限制。其病理生理规律为：①血液或乳糜胸腔积液等体液丧失，产生脱水、休克及营养障碍等；②炎症和感染使胸膜肥厚造成呼吸困难，并可引起脓胸、中毒性休克、败血症；③肺扩张受限出现肺不张及肺通气/血流比值失调而产生低氧血症；④胸膜腔内压升高使静脉回流减少，心脏顺应性下降，循环功能受到影响。

（三）诊断

成人胸腔积液量达500 mL时，胸片显示仅平肋膈角。术后胸腔积液的诊断要靠经常检查术侧呼吸音的强度和性质，注意胸壁切口和闭式引流管的附近有无组织水肿，及时行影像学检查，了解胸内积液情况。另外应注意有的术后患者早期胸腔引流量不大，肺膨胀良好，胸引流管已拔除，但拔管后数天又出现呼吸困难，患侧胸部叩诊为实音，呼吸音减弱或消失，超声或X线检查又出现大量胸腔积液。此时，要及时行胸腔穿刺抽液，要注意积液的性质和量，必要时做细菌培养和镜检，以明确引起胸腔积液的原因，便于制订治疗方案。

鉴别诊断：①血性胸腔积液肺切除术后早期引流液均为血性，如术后短期内引流出大量血性胸液，且血红蛋白值进行性下降，应考虑胸腔内有活动性出血，需再次开胸止血；②乳糜胸腔积液一般为米汤样或乳白色，禁食期间色泽较清且引流量也减少，严重者整个引流液呈半固体状，多为手术中损伤胸导管所致；③脓胸，消化道液流入胸腔，呈脓性浑浊，有时可见胆汁样物，应行细菌学检查；④漏出液，比重在 1.015 以下，李凡他试验阴性，透明，蛋白在 30 g/L 以下，有微量纤维素，以间皮细胞和组织细胞为主。多见于肝硬化，低蛋白血症；⑤渗出液，比重在 1.017 以上，李凡他试验阳性，蛋白在 30 g/L 以上，以嗜酸性粒细胞和淋巴细胞为主，有时浑浊。

（四）治疗

对手术后短期内发生的出血有时需再次手术治疗。乳糜胸若经过禁食、肠外营养支持治疗无效，应手术治疗。除癌性胸腔积液和脓胸外，首先应治疗引起胸腔积液的原发病因。对脓胸患者除了需要祛除病因的同时，应用有效的抗生素，充分的胸腔引流最为重要。中到大量胸腔积液对呼吸循环功能影响严重者，必须及时做胸腔穿刺或引流以放出胸腔积液，使呼吸循环机能尽快得到改善。在加强呼吸管理的同时，可并用相关药物向胸腔内注射，以促使其发生粘连。

二、胸腔出血

（一）原因与部位

出血是胸科手术中及术后常见的并发症，有时可极为严重，包括胸腔内、腹腔内、吻合口及切口出血等，多为术中止血不完善所致。

（1）病灶与胸壁、纵隔因炎症粘连、纤维化或肿瘤浸润，分离时造成广泛的粗糙剥离面，或胸膜外剥离遗留的创面，均可导致术后胸腔内出（渗）血。尤其是手术时间长、输血量多，容易产生凝血机制障碍。胸膜粘连离断处出血或渗血，一般多在胸腔顶部。

（2）胸壁血管损伤后出血，如肋间动脉或胸廓内动脉的出血。肋间血管损伤常发生于胸部切口两端，也可在关胸缝合时刺破肋间动脉，放置胸腔引流时偶可刺破肋间动脉引起出血。因肋间动脉来自体循环，压力较高不易自止，致术后胸内出血。

（3）肺的大血管损伤出血，此种情况多半由于肺动、静脉残端结扎线早期脱落，失血势猛，往往来不及抢救而致命。其原因多为肺切除时，因粘连或浸润使肺动、静脉暴露游离困难，不易取得足够的游离段（2 cm），导致血管断端结扎不牢固，术后憋气或用力咳嗽时线结脱落。偶有结扎线与血管不垂直，术后随着血管的搏动，逐渐滑脱导致致命性大出血。

（4）胃与肠道出血可以在术前原有胃、十二指肠溃疡的基础上产生，也可由术后应激性溃疡所引起，多与胃、十二指肠黏膜出血及黏膜屏障功能受到损害有关。一般认为，缺血是导致应激性溃疡的最基本条件。可分为两种类型，即弥漫性出血和应激性溃疡出血。

（二）诊断

一般性胸内出血表现为血容量不足，可出现烦躁不安、脉搏细速、血压下降、脉压减小、尿量减少或无尿；胸腔引流持续引流出较多的血液（引流管本身通畅，引流量也不能表示真正的失血量，因为部分血液在胸内凝集成块，不易引流至体外，所以，实际出血量往往超过引流出的血量）。如果胸腔内积血量多，可产生肺不张，并使纵隔移位，加重缺氧程度，患者可出现呼吸困难，严重者可以造成脑组织缺氧而昏迷。

术后急性大出血时，常因低血容量休克而致急性循环衰竭，血压突然下降，脉搏快速，不可触及，意识丧失，可迅速发生心搏骤停。疑有胸腔内出血时，应间断检验血红蛋白及红细胞计数，对比观察其变化。检查红细胞压积及血浆总蛋白量，也很必要。有时需进行出血及凝血时间测定，血小板计数、凝血酶原时间、纤维蛋白原测定等检查。

（三）治疗

大量出血，需要即时再手术治疗。凡术后胸腔引流液每小时在200~300 mL，持续未减少者，经输血，贫血症状仍未改善，或暂时好转以后又出现失血性休克者，均应探查止血。考虑术后胸内出（渗）血时，应按失血性低血容量休克给予及时处理。可输注同型悬浮红细胞、血浆及适当止血药物。如确定胸内有持续进行性出血，应争取及早再次手术探查、止血。

（四）预防

首先手术时要求严格、仔细，彻底止血。其次关胸前严格检查手术野，无任何出血点，才能关胸。还有部分患者手术结束时检查已无明显出血，但术后由于血压升高，又重新引起出血。因此，如在手术结束时血压过低，则不宜匆促立即关胸，宜待经过处理血压适当回升，复经仔细观察止血情况后再予关胸。

在放置胸腔引流管时，一定要注意避开肋间血管，并要常规检查胸腔引流管，以防止遗漏出血。术前发现凝血机制异常，极为重要。除常规检查一般的出凝血时间外。有条件时，最好能检查部分凝血活酶时间及凝血酶原时间。如有异常发现，则应进一步鉴别凝血机制的缺陷，并尽可能予以矫正。

凝血机制异常严重者，应延期手术。

三、肺不张

肺不张是普胸外科手术后常见的并发症。绝大多数发生于肺叶或肺段切除手术后同侧余肺不张，较少见于发生在健侧的一叶肺不张。肺不张发病较急，若不及时处理可导致胸腔积液、肺部感染、呼吸功能衰竭。

（一）原因

（1）由于手术后切口疼痛，许多患者因怕痛而不敢用力咳嗽，或患者愿意配合咳嗽，但由于体质差，咳嗽无力，或喉返神经受到创伤，咳嗽时声门关闭不拢，致咳嗽无力，由于这些原因，导致支气管内尤其是肺段支气管内的痰液、黏液及血凝块不能有效排出，导致支气管的阻塞。支气管被堵塞后相应的肺泡内气体不能呼出，被组织间隙和血液吸收后，使肺泡内压力减低，肺泡壁收缩，出现局部的肺不张。由于上述因素导致的肺不张若未能及时复张，则往往越来越重，不张的面积也可能增大。

（2）由于麻醉及止痛药物的运用，致呼吸中枢受到抑制，使呼吸运动减弱，并抑制了呼吸道的纤毛运动，致肺泡内及支气管内的分泌物易于积聚，同时这些药物亦可能对咳嗽排痰起到抑制作用，促使肺不张的发生。这种情况多见于高龄及儿童患者。

（3）肺自身弹性减退慢性支气管炎、肺气肿、肺心病患者肺长期过度膨胀，致肺自身弹性下降。

（4）食管及贲门手术，经胸切开膈肌，使膈肌运动受到影响。同时，由于胸腔内迷走神经、膈神经受到手术的影响，均可能使肺膨胀受到限制，减少肺活量，导致肺不张的发生。

（二）临床表现

胸外科手术后肺不张一般多发生于手术后24小时以上，因为一般在手术结束时，麻醉师通常已常规将患者呼吸道内的大部分分泌物吸除干净，并通过人工呼吸机或手控机将肺膨胀，不至于在手术后24小时内出现明显的肺不张。一旦出现肺不张，患者一般表现为发热、胸闷、气短、气急、心跳加快。重者可表现为呼吸困难、烦躁不安。查体可发现气管移向患侧。叩诊呈浊音、实音。听诊可闻及管状呼吸音或呼吸音减低或消失。胸片表现为患侧肺密度增高影。

（三）治疗

治疗原则是设法在最短的时间内排除阻塞不张之支气管内的分泌物，促使肺复张。

（1）解除呼吸道阻塞，鼓励患者咳痰、帮助患者咳嗽、雾化吸入等是清除呼吸道分泌物和解除呼吸道阻塞的首选方法。对轻度肺不张效果佳。对重度肺不张者，可采用纤纤支镜吸痰，解除呼吸道阻塞效果较好，现已被临床广泛采用。

（2）肺复张通过刺激咳嗽、咳痰，一般情况下可使肺复张，对肺复张有困难者，可在充分吸净呼吸道分泌物的前提下，气管内插管加压张肺。

（3）改善通气肺不张多造成通气功能障碍，可通过吸氧和呼吸终末正压呼吸来改善通气功能。

（4）给予雾化吸入选择有效的抗生素抗感染。

（四）预防

（1）手术前训练每一位患者深呼吸、咳嗽及排痰动作，戒烟。对有慢性阻塞性呼吸道病变的患者进行治疗，减少呼吸道内的分泌物。

（2）手术中及手术结束时，麻醉师应及时清除干净呼吸道内的分泌物及不慎由支气管残端进入的血液，闭胸前常规膨肺。

（3）手术要尽可能减少对肺门神经丛的刺激和损伤，防止损伤喉返神经，并力争将对膈神经的损伤减少到最低程度。

（4）胸腔引流管的安置要适当，以防术后膈肌上升碰撞引流管产生疼痛，限制患者的呼吸和咳嗽排痰。

（5）手术后早期鼓励患者咳嗽排痰，下床活动，并防止呕吐物误吸。对呼吸道分泌物较多的患者选择有效的抗生素，并给予祛痰、雾化吸入等治疗。

四、肺部感染

（一）病因

肺部感染是多种因素造成的。患者的全身机能状态、抵抗感染的能力以及细菌的数量、毒力的大小均在感染过程中起着决定性作用。感染是人体与细菌斗争并且导致平衡失调的结果。当手术中污染细菌的数量和毒力相对患者的抵抗力达到"临界值"时，则产生感染。

（1）手术前感染因素：①患者术前可能存在心功能不全或同时有其他器官功能受损；②患者术前存在慢性感染病灶，如龋齿、慢性牙周炎、呼吸道感染及慢性鼻窦炎等；③患者患肺肿瘤合并阻塞性肺炎或慢性肺脓肿以及支气管扩张、肺结核合并细菌性感染等；④患者免疫功能低下。

（2）手术中感染因素：①肺部手术时，支气管或肺内分泌物可以污染胸腔。支气管胸膜瘘、食管胸膜瘘以及纵隔与肺内的囊性病变的内容物溢出均可造成胸膜腔污染；②肺切除术后残腔局部血肿或充满浆液的腔隙；③术中损伤组织、大块结扎、牵开器压迫时间过长、电灼组织过多面积过大；④术中输血可能带来污染；⑤手术时间长，伤口长时间暴露于空气中；⑤术中气管插管及气体通道与外周静脉插管，均可使细菌进入体内。

（3）手术后感染因素：①术后各种留置管道，如气管内插管、导尿管、测压管、输血输液管及胸腔、纵隔引流管等持续时间过长或护理操作不符合无菌要求，均可导致感染；②二次开胸止血、痰液排除不畅、肺炎、肺不张及胸腔或心包腔积血。术后肺炎的病原菌最常见的是革兰阴性杆菌（大肠杆菌、克雷伯菌和绿脓杆菌），其次是革兰阳性球菌（金黄色葡萄球菌、肺炎球菌），霉菌、厌氧菌和病毒感染较为少见。

（二）临床表现及诊断

术后 2~3 天体温不降，伴有不同程度的呼吸困难。胸部听到啰音，就应该考虑术后合并肺炎；肺炎早期，无特异性体征，晚期由于肺部炎症和远端的阻塞性病变，可形成散在的小的肺不张和肺脓肿。主要诊断依据为：明确的病原学证据、影像学提示肺不张或大片状影、发热、白细胞总数大于15 000 mL。

（三）治疗

术后肺部感染只要发现及时，治疗得当，大部分患者均能治愈。但合并革兰氏阴性杆菌（主要是绿脓杆菌）肺炎的死亡率较高，所以应在积极治疗的基础上尽早明确细菌学诊断以指导用药。

（1）正确应用抗生素，应用有效而足量的抗生素是治疗术后肺部感染的首要措施。在未明确细菌种类以前。应根据痰液的性质，患者的临床表现和体征，综合后作出判断。

（2）清除呼吸道分泌物、异物，术后误吸的分泌物及异物要及时吸除，可采用人工吸引或用纤维支气管镜吸出。喉头水肿或喉头痉挛经保守治疗不能缓解，应尽早做气管切开。

（3）术后加强体位排痰、体疗或雾化吸入，稀释痰液，及时咳出，以防肺不张或肺脓肿的形成。

（四）预防

术后肺部感染的预防应尽可能去除术前、术中及术后可能发生肺部感染的一切因素，加强围手术期呼吸道的保护是防治术后肺部感染的根本保证。

（1）预防上呼吸道形成细菌菌落，尤其是革兰氏阴性杆菌为主的细菌菌落。其有效方法是彻底清理呼吸道，保持呼吸道通畅，尽量避免滥用不必要的广谱抗生素，以免菌群失调和产生耐药性。

（2）加强和支持预防肺内感染的防御体系，如术前戒烟，积极消除呼吸道的炎症，并加强呼吸训练。术后要加强物理疗法，及时排除呼吸道的分泌物，变换体位，协助排痰，湿化吸入气体，对症用药等。

（3）加强环境及与呼吸道接触的医疗物品的无菌处理。

（4）医护人员在进行呼吸道的各种管理，检查和治疗过程中要严格无菌技术。

五、持续肺漏气

肺实质漏气是肺损伤引起的肺泡胸膜瘘，如肺撕裂、脏层胸膜破裂、直线缝合器切缘渗漏。肺漏气是肺切除术后最常见的并发症之一，通常肺漏气定义为术后持续漏气大于 5 天。文献报道胸外科术后肺漏气发生率在6%~30% 不等，轻度肺漏气通常是自限性的，但合并肺漏气危险因素的患者发生长时间的肺漏气，往往会发展为肺不张、重症肺炎、脓胸等，从而导致住院时间延长和住院费用增加。尽管手术中进行充分的防漏气处理，术后仍然会有少部分患者出现肺漏气，胸外科医师需要予以重视。

（一）术后肺漏气危险因素

1. 术前患者相关因素
高龄、男性、低 BMI、吸烟、术前长期使用激素、合并 COPD、低肺功能。这些患者肺实质顺应差，肺组织炎症水平较高，肺气肿、肺水肿较明显，术中易出现脏层胸膜破损，肺切缘闭合不良等情况。

2. 手术相关因素
胸腔广泛粘连、开胸手术、肺叶或肺段切除、右肺切除、肺裂发育不良均会增加患者术后肺漏气风险。以上因素会导致术中对肺裂有更多的操作，或者损伤的脏层胸膜的面积更大，因此更容易发生肺漏气。

（二）临床表现和诊断

术后肺漏气患者通常无明显症状，肺漏气较明显者可出现皮下气肿。评估肺漏气最常用的手段是观察患者咳嗽时引流瓶中的气泡溢出情况，反复咳嗽时有相同强度的气泡，提示存在肺漏气，若气泡随着咳嗽减少或停止，提示可能存在肺漏气，可 1~2 小时后再次观察。目前已有监测肺漏气的数字化引流系统，在保证引流管或者伤口没有泄漏的情况下，胸膜腔气流若大于每分钟 20 mL，则提示有肺漏气情况。

（三）预防

（1）术前合并肺漏气高危因素者，应严格戒烟，改善营养状态，根据情况术前进行物理康复，或使用气道管理药物，如吸入性糖皮质激素、支气管扩张剂、黏液溶解剂或抗生素治疗。

（2）术中操作应避免过度剥离胸膜和肺实质，优先处理肺门再处理肺裂可减少肺漏气，切割肺裂建议使用切割缝合器，肺气肿严重者进行肺组织切除时加用缝合器、衬物垫。松解肺韧带可减少术后残腔，手术结束后应仔细检查是否存在漏气情况，在切割缝合器创面和肺创面使用防漏气材料，如可吸收聚乙醇酸材料、纤维蛋白原补片、生物蛋白胶等。

（3）术后密切监测，鼓励患者早期下床活动，积极咳嗽以促进肺复张。

（四）治疗

（1）多数肺漏气可经胸腔引流排气而自行愈合，无特殊处理。对存在肺复张欠佳的持续肺漏气，可持续负压吸引，可为肺复张提供条件，但仍需耐心等待肺漏气处自行愈合。

（2）使用粘连剂促进胸膜粘连也是常用的治疗方法，常用的粘连剂主要有 50% 葡萄糖溶液、甘露聚糖肽、白介素 –2、鸦胆子油乳、自体静脉血、2–氰基丙烯酸树脂等。以高渗糖为例：100 mL 高渗糖加利多卡因 20 mL 混合，经胸腔引流管注入后夹闭 2 小时放开，期间患者需变动体位，让溶液附着在胸腔各处。

（3）以上非手术治疗措施未能满意效果，根据患者情况可进行手术探查修补。

六、乳糜胸

肺癌术后乳糜胸认为与纵隔淋巴结清扫和胸导管高度变异有关。随着近年来胸科手术的增多，其乳糜胸发生率有升高趋势。肺术后乳糜胸多见于右肺上叶手术，与胸导管解剖关系最为密切，若存在胸导管变异则术后乳糜胸难以预防。广泛的纵隔淋巴结清扫时，也容易损伤胸导管或其较大的分支。

（一）病因

胸导管与食管伴行，一方面，胸导管附近的手术操作均有可能损伤胸导管导致乳糜胸。另一方面，胸导管变异率高，即使术中清晰解剖亦不能排除损伤可能。肺癌手术患者，淋巴结与胸导管关系密切，有的淋巴结其输出管与胸导管相连，尤其是右侧 2、4 组淋巴结较大的患者，乳糜胸多是由于清扫淋巴结而致胸导管或其属支的损伤。

（二）临床表现和诊断

术后乳糜胸有的患者 24 小时内即表现出来，一般常发生在术后的 3~5 天，少数患者亦可在术后 2~3 周或更长时间才出现症状。症状出现的时间往往和术后限制饮食的时间相关，同时也与胸导管损伤破裂的程度或乳糜渗漏的量有关。肺术后乳糜胸早期一般可以通过引流液的性状发现，乳糜液和淡血性胸腔积液混合呈不透明粉红色，或者呈典型的乳白色。乳糜胸内含有丰富的蛋白质、脂肪及脂溶性维生素、凝血因子，若液体和能量补充不足，患者常表现为脱水衰竭状态，表现为口干、乏力、虚弱、乏力、体重明显下降、少尿。因乳糜液含有较多的淋巴细胞，体温多正常，白细胞不高，很少发生肺部感染。因此出现临床症状之前，常有较长的潜伏期。

拔除胸腔引流管的患者，随着胸腔积液的增加，压迫同侧肺组织和纵隔会出现较明显的临床症状，如呼吸困难、心悸、血压下降、胸前部不适、胸部沉重压迫感，甚至休克。查体可发现气管偏于健侧，患侧胸部呼吸动度下降，呼吸音减低甚至消失，叩诊呈实音。

胸腔穿刺或胸管引流发现乳糜液即可诊断，纵隔淋巴结清扫后乳糜试验多呈阳性，临床参考意义相对有限。乳糜有时可被误认为脓液，这可通过液体的气味、细菌培养结果、血常规中加以鉴别。

（三）治疗

1. 保守治疗

保守治疗策略主要包括促进漏口愈合和营养支持治疗。胸导管内压低，管壁薄，术后鼓励患者积极咳嗽、下床活动，肺良好复张有可能会压迫胸导管促进其愈合，同时使用促粘连剂，有可能促进漏口愈合。长期的乳糜液丢失会导致营养物质的丢失，包括蛋白质、脂肪酸、脂溶性维生素和电解质，乳糜液中还含有 T 淋巴细胞，可导致低蛋白血症、营养不良、电解质紊乱和 T 细胞介导的免疫功能障碍。通过建立全肠外营养，或限制饮食脂肪，或补充 MCT 替换膳食或肠内营养制剂中的脂肪，以减少或禁止长链脂肪酸的经胃肠道的摄入和吸收，以减少乳糜的产生。经口进食和肠内营养也是乳糜胸优先考虑的营养支持方式。最优化的营养治疗方案是治疗乳糜胸的基础，但目前国内外乳糜胸管理方案，尚未有统一的共识或指南，不同国家、不同医院遵循的治疗规定和策略也会因医师的经验和偏好而异。国内医院对乳糜胸的诊断和营养管理同样缺少统一和规范，且 MCT 肠内营养和 MCT 饮食在乳糜胸患者中的应用较不普遍。而且，中国人的饮食结构和文化是独特的。我院临床营养科在此基础上制定出适合我国现况的乳糜胸规范化营养管理流程（图 4-15）。

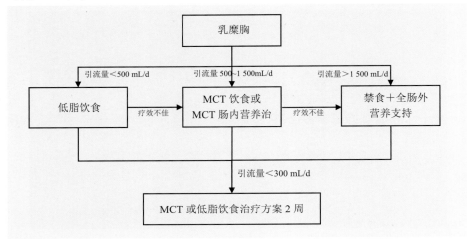

图4-15　营养支持治疗方案

营养支持治疗方案：①每日胸腔引流量小于 500 mL，行低脂饮食治疗方案，效果不好的情况下调整营养治疗方案为 MCT 饮食或 MCT 肠内营养治疗；②每日胸腔引流量 500~1 500 mL，行 MCT 饮食或 MCT 肠内营养治疗，效果不好的情况下调整营养治疗方案为禁食＋全肠外营养支持；③每日胸腔引流量大于 1 500 mL，行全肠外营养支持。依患者每日病情和胸腔引流量情况，调整营养治疗方案。营养支持 3~7 天后，若每日引流量 < 300 mL，可考虑拔除胸腔引流管，继续 MCT 或低脂饮食治疗方案 2 周，逐渐恢复正常饮食。

常见问题及处理方案：①不管是选用低脂方案还是 MCT 饮食或 MCT 肠内营养方案，应注意长链脂肪酸的补充。成人每周经静脉输注一次 30％长链脂肪乳 250 mL 加一支脂溶性维生素。② MCT 能迅速氧化形成酮体，在采用 MCT 饮食或 MCT 肠内营养方案时，为避免酮症，应注意补充碳水化合物，包括主食或双糖等。

2. 手术治疗

保守治疗不应超过 2 周，以免发生严重的代谢紊乱和机体衰竭，保守治疗后连续 3 天引流超过 1 000 mL，或者连续 10 天引流超过 500 mL，应积极考虑手术治疗。外科乳糜胸手术治疗可适当积极些，尽早进行胸导管结扎术，可以避免患者出现过度营养和免疫功能消耗。术前 12 小时口服 100 mL 橄榄油，胸导管可达到满意的显影充盈状态。右膈上胸导管予以牢靠的缝扎，严密缝合纵隔胸膜，局部缝扎乳糜漏口，纤维蛋白胶覆盖创面，绝大多数患者可获得手术成功。

七、心律失常

心律失常是指心脏冲动的节律、频率、起源部位、传导速度与激动次序的异常。按其发生原理，分为冲动形成异常和冲动传导异常两大类。对于普胸手术，以冲动形成异常较常见，如窦性心动过速、室上性心动过速、室性心动过速、心房纤颤、室性早搏等。心律失常大多出现于手术时或手术后最初 3 天内，胸部手术特别容易发生。心律失常的结果是降低心输出量。心率缓慢可降低总的心输出量，但可通过增加心搏量而获得部分代偿；快速心率亦减少心输出量，主要为缩短舒张充盈期及降低心搏量。另外，心律失常所致的房室同步消失，即为窦性心律失常亦降低心输出量。

（一）病因

心律失常的发病因素颇多。手术时心律失常往往与麻醉药、抑交感药、洋地黄中毒及低氧血症有关。手术后心律失常与一些可逆性因素有关。

（1）缺氧和二氧化碳潴留：为术后发生心律失常的主要原因之一。术后低氧血症和 / 或二氧化碳潴留的常见原因为：①吸入气体中氧浓度偏低；②肺部感染、气道不畅、支气管痉挛、肺不张、通气不足或生理性分流增加；③贫血或血液过分稀释；④心排血量下降；⑤代谢率增加。

（2）血压波动：术后血压高时，可增加心脏后负荷，容易发生室性心律失常；低血压时，由于组织灌注不足，产生代谢性酸中毒。内源性儿茶酚胺增高，加之心肌的缺氧，均可导致心律失常。一旦发生心律失常，又可进一步影响心输出量和冠状动脉血流，形成恶性循环。

（3）外科手术创伤：胸外科手术中，心脏受压力、张力、牵引力等均可导致心律失常。这种心律失常往往在诱发因素解除后自行消失，但也可产生不可逆损害，如手术直接损害传导系统而引起心律失常，则可持续到最后。

（4）电解质、酸碱度的改变：低血钾、低血镁、酸中毒、呼吸性碱中毒是术后常易出现的生理紊乱。术前长期应用利尿药的患者，术中血液被稀释，术后再给利尿药均易导致低血钾，从而导致心肌除极速度加快，而复极减慢，使心肌应激性增加，从而发生心律失常。

（二）治疗

术后发生心律失常，随心血管外科手术的开展，而发生率较前增加，但需要紧急处理者仅 10%，大多数心律失常在充分供氧、维持良好血压、纠治电解质及酸碱平衡紊乱后，能自行消失。心律失常的治疗原则，临床上主要决定于以下几个因素：①该心律失常对血流动力学影响的程度，对血流动学影响程度较大的严重心律失常，必须及时处理；②心律失常发生及持续的时间；③心脏病变的严重程度，如有严重的心血管疾病及心功能不全，宜及早处理。术后轻度心律失常或房颤，可不经过任何治疗而自动转复正常心律。但要让患者保持安静勿躁动，可给予适量镇静剂，如地西泮、布桂嗪、水合氯醛等。对于已纠治潜在病因后，心律失常仍不能消失者，则应给予相应药物治疗。如房颤、心率大于 120 次 / 分，应静脉注射毛花苷 C 0.4 mg。如有心动过缓，可给予异丙肾上腺素或阿托品肌注。对频发室性早搏者，可给予利多卡因，每次静脉推注或给予胺碘酮类药物，必要时可电击转复律。

（常师　李珏　陈瑛翼）

参考文献

[1] 李书军, 陈彦亮, 牛敬宪. 胸外科并发症诊疗学[M]. 北京: 科学技术文献出版社, 2013.

[2] 支修益, 刘伦旭. 中国胸外科围手术期气道管理指南（2020版）[J]. 中国胸心血管外科临床杂志, 2021, 28（3）.

[3] Simonsen DF, S gaard M, Bozi I, et al. Risk factors for postoperative pneumonia after lung cancer surgery and impact of pneumonia on survival[J]. Respir Med, 2015, 109（10）: 1340–1346.

[4] Cabello H, Torres A, Celis R, et al. Bacterial colonization of distal airways in healthy subjects and chronic lung disease: a bronchoscopic study[J]. Eur Respir J, 1997, 10(5): 1137–1144.

[5] Fernando, Bryant D, Wood D E, et al. The Incidence and Management of Postoperative Chylothorax After Pulmonary Resection and Thoracic Mediastinal Lymph Node Dissection Discussion[J]. Ann Thorac Surg, 2014, 98(1): 235–237.

[6] 周汝元, 于在诚, 葛圣林, 等. 胸外科非心脏手术后心血管并发症32例分析[J]. 中华胸心血管外科杂志, 1995（4）: 209–210.

[7] 李劲松, 马润伟, 杨旭, 等. 70岁以上高龄胸外科手术患者围手术期心血管并发症的处理经验[J]. 云南医药, 2013, 34（2）: 109–110.

[8] Cani A, Gradica F, Agolli L, et al. Atelectasis is Common Pulmonary Complication in Patients Following Thoracic Surgery. 2016.

[9] 王伟, 李前生, 朱良明, 等. 肺叶切除术后余肺不张的病因与防治[J]. 中国胸心血管外科临床杂志, 2000（1）: 55–56.

［10］Hari CK, Petheram T, Garth R. Unusual complication of reusable suction catheter during rigid bronchoscopy[J]. Eur Arch Otorhinolaryngol, 2007, 264(12): 1509–1511.

［11］Ceppa DP, Kosinski AS, Berry MF, et al. Thoracoscopic lobectomy has increasing benefit in patients with poor pulmonary function: a Society of Thoracic Surgeons Database analysis[J]. Ann Surg, 2012, 256(3): 487–493.

［12］Radu DM, Jauréguy F, Seguin A, et al. Postoperative pneumonia after major pulmonary resections: an unsolved problem in thoracic surgery[J]. Ann Thorac Surg, 2007, 84(5): 1669–1673.

［13］Cabello H, Torres A, Celis R, et al. Bacterial colonization of distal airways in healthy subjects and chronic lung disease: a bronchoscopic study[J]. Eur Respir J, 1997, 10(5): 1137–1144.

［14］李华胜, 梅建东, 赵珂嘉, 等. 肺手术后持续性漏气的现状及相关进展[J]. 中国胸心血管外科临床杂志, 2016, 23（8）: 832–835.

［15］Li SJ, Fan J, Zhou J, et al. Diabetes Mellitus and Risk of Bronchopleural Fistula After Pulmonary Resections: A Meta-Analysis[J]. Ann Thorac Surg, 2016 Jul, 102(1): 328–39.

［16］Petrella F, Spaggiari L. Prolonged air leak after pulmonary lobectomy[J]. J Thorac Dis, 2019, 11(Suppl 15): S1976–S1978.

第五章

肺癌日间手术出院后管理

第一节　术后恢复与出院

一、出院标准

日间手术模式下患者在 24 小时内出入院，基于加速康复外科理念的微创外科技术，麻醉复苏技术和多模式镇痛技术，让肺癌日间手术患者的应激创伤明显降低，康复速度明显加快，住院舒适度明显提升，这些都是患者顺利出院的重要保障。此外，医疗机构还需就出院管理制定相关的规章制度和工作指南，确保日间手术的医疗质量和安全，减轻患者的心理负担和主刀医生的后顾之忧。因此，患者出院前医生需进行严格全面的评估，分为日间中心评估和专科评估两部分。

（一）日间中心评估

为保障患者围手术期的质量和安全，必须制定标准化的出院标准。国外部分国家的日间手术患者，出院评估可以交由护理团队执行，而最常用到评估工具就是麻醉后离院评分（postanesthesia discharge score，PADS）（见附录）。因简单便于操作，广泛应用于不同种类的日间手术。PDAS 评分包括血压和脉搏、活动能力、PONV、出血和疼痛，每项评分分别为 0、1、2 分，相加后总分满分为 10，只有患者总评分 ≥ 9 分方可准予患者离院。若患者评分 ≤ 8 分或有过敏反应、疼痛不能忍受、呼吸困难等，则应按此预案处置：①通知胸外科医生查看患者，评估病情，予以相应的处治；②如若 24 小时内病情不允许出院，由胸外科医生安排患者转入专科病房或转相应社区卫生服务中心进一步观察处理；③报告日间手术中心负责人协调处理。

（二）专科评估

肺癌日间手术患者出院标准与普通病房大致相同，区别在于日间手术患者术后观察时间大大缩短，管理流程需要更加高效。因此，对于肺癌日间手术患者，围手术期流程和术后症状管理需要更加精细，例如术后疼痛和恶心呕吐的控制、术后肺漏气的管理、术后早期活动和促进肺复张的措施等。胸外科医生对日间手术患者评估后，无明显漏气、出血、皮下气肿、肺不张，术后胸片显示肺复张满意，无明显胸腔积液，可顺利拔除胸腔引流管且轻度疼痛者，可正常出院或转诊至社区医院。四川大学华西医院日间手术中心与部分社区医院签订了双向转诊协议，针对手术次日仍存在轻微漏气的患者，患者亦可带管转诊至社区医院继续观察，由胸外科医生定期查房、拔管。这样既解决了患者的安全顾虑，又节约了医院的医疗资源。

如患者发生以下情况，需转入胸外科病房进行专科治疗：手术次日晨仍存在明显肺漏气，预计短期内无法拔管；术后胸片提示中到大量胸腔积气，手术次日晨复查恢复不佳者；术后胸腔出血，需要继续观察或二次手术者；术中发现胸腔闭锁，或者胸膜重度粘连；术后发生乳糜胸；术后发生心律失常、神经精神症状需要专科治疗者；因各种因素发生中转开胸者。

二、出院宣教

微创外科技术、麻醉技术和加速康复外科理念是完成肺癌日间手术的三驾马车，是患者术后快速康复的有力保障。虽然患者术后医疗观察、护理时间较短，但术后康复在家庭中进行是完全可以实现的。如何让患者在家里进行有效的康复训练，合理搭配饮食，处理术后可能出现的各种症状，顺利完成复查随访计划，出院宣教就显得尤为重要。出院宣教内容需要全面易懂，可操作性强，以增加患者对宣教内容的理解程度，做到有利于患者术后恢复，而不是流于形式。我院肺癌日间手术患者出院前，日间中心、胸外科、康复科、营养科首先进行口头宣教，同时发放纸质版宣教资料，指导患者关注微信公众号以查阅相关宣教指导内容。

（一）日间中心/胸外科出院宣教

1. 出院前心理疏导

肺癌通常会给患者和家属带来沉重的心理负担，从而导致患者出现焦虑、抑郁等不良情绪，极大地影响患者和家属的正常工作生活。医生应当用用温和的语言关心体贴患者，倾听其需求，疏导患者情绪。肺癌日间手术患者一般为早期肺癌，手术预后较好，尤其对于原位腺癌、微浸润腺癌患者，手术可达到完全治愈的效果。因此，术后胸外科医生要给予患者和家属积极的答案，常常一句"切除就能治愈"能给患者带来极大的信心和鼓励。也有研究也表明，肺癌患者早期知情诊断，有利于延长生存时间。良好的心理状况有利于患者术后积极配合，早日回归正常生活。

2. 术后医疗计划指导

告知患者术后伤口每3~5天在社区或就近医院更换敷料，2周拆线（三个伤口同时拆线），术后1月复查胸片，并携带出院证、病理报告门诊复查，门诊评估后制订后续复查随访计划。

3. 术后伤口护理指导

告知患者术后保持敷料保持干燥清洁，如有脱落污染情况，需要及时更换。若伤口缝线周围轻微红肿，无溢液流脓可无须特殊处理，正常换药即可。术后3~5天，伤口愈合满意者，可进行淋浴，注意适当保护伤口，沐浴后再次换药即可。如伤口出现明显红肿、脂肪液化、流脓、愈合不良等情况，患者需就医进行处理。

4. 术后用药指导

患者术后常规带1周用量的非甾体抗炎药用于止痛，术后3~5天患者可按时按量口服止痛。若后续活动时有较明显的疼痛，可继续服用。如患者术后使用非甾体抗炎药止痛效果不佳，或者出现神经痛，建议前往疼痛科就诊。

5. 术后症状和并发症指导

肺癌患者术后最常见的症状主要有咳嗽、疼痛、疲劳等症状。患者出院前告知其术后常见的症状包括哪些，以缓解患者的焦虑情绪。术后各类症状如对正常生活工作有影响，则建议进行医疗干预。告知患者出院后如出现进行性加重的皮下气肿、呼吸困难、胸痛、头晕等情况，需联系日间中心同时前往急诊就诊。

（二）营养科出院宣教

为减少术后乳糜胸的发生，患者出院后进食三天极低脂饮食，进食一周低脂饮食，再恢复正常饮食。患者出院时发放纸质版饮食指导资料，具体措施原则如下：

1. 低脂饮食

（1）合理安排餐次，避免一餐过多过少，三餐及加餐均应定时定量。

（2）进食量要适当，避免摄入过多碳水化合物。

（3）控制胆固醇摄入，每周可进食鸡蛋3~7个。

（4）限制总脂肪：优先选择富含单不饱和脂肪酸的橄榄油、茶籽油以及含多不饱和脂肪酸的大豆油、玉米油、花生油等，尽量不食用动物油。交替使用不同种类的植物油，每天烹调用油控制在20~30 g。少食用或不用油炸和富含油脂食品以及含反式脂肪酸的食品，如蛋糕、点心、人造黄油等。

（5）蔬菜和水果：每天蔬菜摄入量为500 g，最好5个品种以上，且每天摄入的蔬菜中要有深色蔬菜、叶类蔬菜等；食用富钾蔬菜，例如菠菜、芥蓝、莴笋叶、空心菜、苋菜等，水果摄入量200~300 g，每天至少一个品种，最好2个品种以上。

（6）水和饮料：不宜饮用含糖饮料和碳酸饮料，可适量饮用白开水、茶水（红茶和绿茶）、矿泉水、低糖或无糖的蔬果汁和蔬菜汁，保证摄入充足的水分。

（7）坚果类食物：可适量食用坚果，每周50 g左右，食用坚果时应注意控制摄入的总能量，合并肥胖和超重者应注意防止摄入过多的脂肪，以免增加体重。

（8）烹调方法以蒸、烩、煮、拌为主，不用油煎、油炸，全天用油量不超过30 g；减少高脂肪食物的摄入量。

（9）可用食物：粮食类，豆类及其制品、豆浆，蔬菜、水果，酸牛奶、脱脂牛奶鸡蛋清、鱼、去皮鸡肉、小牛肉、野禽及猪瘦肉，鲜蘑菇、香菇、大豆蛋白、豆浆、豆制品、赤豆、绿豆、豌豆、毛豆、菜豆、鲳鱼、黄花鱼、大蒜、大葱、韭菜、海带、芹菜、茄子、黑木耳等均有降脂作用。

（10）限制食物：去掉可见脂肪的牛羊肉，火腿、除小虾外的贝类以及蛋黄等。

（11）禁用食物：动物脂肪高的食物，如：肥猪肉、肥牛羊肉、肥鹅、肥鸭；高胆固醇食物：猪皮、猪蹄、带皮蹄膀、肝、肾、肺、脑、鱼子、蟹黄、腊肠；肉汤。

2. 均衡饮食

低脂饮食后逐渐恢复正常饮食，食物多样化，饮食均衡。

1）食物多样，谷类为主

（1）每天的膳食应包括谷薯类、蔬菜水果类、畜禽鱼蛋奶类、大豆坚果类等食物。

（2）每天摄入 12 种以上食物，每周 25 种以上。每天摄入谷薯类食物 250~400 g，其中全谷物和杂豆类 50~150 g，薯类 50~100 g。

（3）食物多样、谷类为主是平衡膳食模式的重要特征

2）吃动平衡，健康体重

（1）各年龄段人群都应天天运动、保持健康体重。

（2）食不过量，控制总能量摄入，保持能量平衡。

（3）坚持日常身体活动，每周至少进行 5 天中等强度身体活动，累计 150 分钟以上；主动身体活动最好每天 6 000 步。

（4）减少久坐时间，每小时起来动一动。

3）多吃蔬果、奶类、大豆

（1）蔬菜水果是平衡膳食的重要组成部分，奶类富含钙，大豆富含优质蛋白质。

（2）餐餐有蔬菜，保证每天摄入 300~500 g 蔬菜，深色蔬菜应占 1/2。

（3）天天吃水果，保证每天摄入 200~350 g 新鲜水果，果汁不能代替鲜果。

（4）吃各种各样的奶制品，相当于每天液态奶 300 g。

（5）经常吃豆制品，适量吃坚果。

4）适量吃鱼、禽、蛋、瘦肉

（1）鱼、禽、蛋和瘦肉摄入要适量。

（2）每周吃鱼 280~525 g，畜禽肉 280~525 g，蛋类 280~350 g，平均每天摄入总量 120~200 g。

（3）优先选择鱼肉和禽肉。

（4）吃鸡蛋不弃蛋黄。

（5）少吃肥肉、烟熏和腌制肉制品。

5）少盐少油，控糖限酒

（1）培养清淡饮食习惯，少吃高盐和油炸食品。成人每天食盐不超过 6g，每天烹调油 25~30 g。

（2）控制添加糖的摄入量，每天摄入不超过 50 g，最好控制在 25 g 以下。

（3）每天反式脂肪酸摄入量不超过 2 g。

（4）足量饮水，成年人每天 7~8 杯（1 500~1 700 ml），提倡饮用白开水和茶水；不喝或少喝含糖饮料。

（5）儿童少年、孕妇、乳母不应饮酒。成人如饮酒，男性一天饮用酒的酒精含量不超过 25 g，女性不超过 15 g。

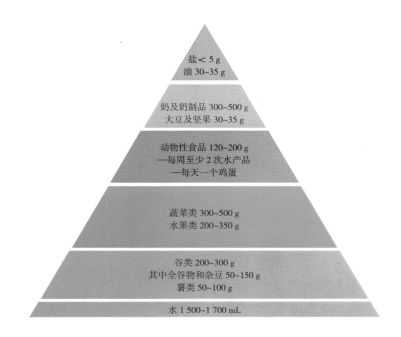

图5-1　中国居民平衡膳食宝塔

3. 术后饮食问题

1）食物的营养价值

（1）汤

汤主要是水，营养物质很少，含少量的维生素、矿物质和含氮浸出物，还含有较多的脂肪、嘌呤、胆固醇和肌酐酸等，营养大部分还在食物原材料里。

表5-1　汤的营养素成分表

样品 名称	能量 kcal/100 g	碳水化合物 g/100 g	蛋白质 g/100 g	脂肪 g/100 g	水分 g/100 g	灰分 g/100 g	含盐 g/100 g
高汤	8.37	0.03	1.64	0.3	97.85	0.18	0.1
棒骨汤	13.46	0.07	1.13	0.97	97.71	0.12	0.08
浓缩骨汤	87.41	0.89	20.38	26.3	38.2	0.31	13.92

（2）燕窝、冬虫夏草、海参

燕窝中含有蛋白质、碳水化合物、少量矿物质，蛋白质是燕窝的主要营养成分。燕窝的蛋白质主要是上皮细胞分泌的黏蛋白，其中有1种必需氨基酸（赖氨酸），3种条件性必需氨基酸。燕窝在蛋白质方面的营养价值不如优质蛋白食品。

海参是典型的高蛋白、低脂肪、低胆固醇食物，可以作为人体一种蛋白质的来源，海参蛋白质含量虽高，但属于不完全蛋白质，不能长期大量、单独食用。

冬虫夏草属中药材，不属于药食两用物质，提供的营养成分有限，可以按照中医的辨证施治原理食用。

2. 食物不耐受

"发物"是民间说法，指能引发旧疾或使疾病加重的食物。民间流传得比较多的几种发物有：海鲜、鸡蛋、牛肉、鸡肉、肉类等富含优质蛋白质的食物；魔芋富含可溶性膳食纤维，这些食物并不会滋养肿瘤细胞，反而会改善机体营养状况、维持肠道的正常功能，保持肠道菌群稳定。因为每个人体质的不同，只要没有过敏反应或胃肠道不适，这些食物都建议正常食用。

3. 特殊医用食品（FSMP）

若正常饮食不能满足营养需要，可考虑使用特殊医学用途配方食品（FSMP）作为补充。市面常见的营养补充剂繁杂，如能量摄入不足单纯补充蛋白粉反而会加重肝肾功能负担，且蛋白粉属于非全营养素配方，不能起到全面营养补充的作用。建议咨询专业临床营养师。

三、出院去向

（一）社区医院

肺癌日间手术不仅仅是考验医院各个团队的整体水平，更重要的是如何保障患者出院后的安全。社区医院对可以满足患者对延续护理的需求，缓解患者术后快速出院的担忧；也能让患者平稳渡过肺癌术后并发症高峰期，有利于观察患者拔除引流管后是否出现严重皮下气肿，胸腔积气、积液等并发症，若患者出现需要胸外科处理的并发症，亦可及时迅速地进行上行转诊。对于轻微肺漏气需要延迟拔管的患者，社区医院亦提供了良好的医疗观察场所，节约了上级医院的医疗资源。此外，社区医院还为肺癌日间手术患者的伤口护理、气道管理、康复训练等，提供了专业的医疗服务和照护。同时，社区医院的治疗照护费用相对较低，以芳草社区卫生服务中心为例，患者住院3天的全部费用约为500元，可医保报销。因此，对于肺癌日间手术患者，我们提倡以多学科团队合作为基础，以肺癌手术日间化管理为方向，构建医院社区一体化服务模式，真正的以患者为中心，让患者受益最大化。

1. 转诊标准

制定下转芳草社区卫生服务中心标准（由全科签约办公室进行协调及患者转诊前病情评估）：①患者有转诊社区的需求；②术后无严重并发症发生风险；③术后需要康复等治疗；④需要处理合并疾病。

2. 转诊禁忌

①预计围手术期风险高，有可能需要高级生命支持患者；②存在芳草社区卫生服务中心无处理条件的特殊患者（无法解决的硬件设施）；③有潜在医疗纠纷、医疗事故风险。

3. 转诊流程

术后第一天跟随胸外科进行晨查房。再次了解患者术后情况（如是否进行拔管处理、是否存在术后气胸、术后疼痛情况等）。针对能够进行转诊患者及家属，交代转诊目的、转诊后查房计划以及转诊后社区康复计划等相关注意事项。华西全科医生与转诊患者一起乘坐社区卫生服务中心救护车安全护送患者至社区卫生服务中心。

社区卫生服务中心医生接诊肺结节术后患者后，需完善病历书写（包括此次手术以及其他病史，尤其针对存在慢性疾病患者），并进行患者整体情况评估。

术后第1天（下午）：术后第1天下午华西医院胸外科医生以及康复科医生至芳草社区卫生服务中心进行查房及肺结节术后康复指导。

术后第2天：术后第2天下午华西医院胸外科医生以及康复科医生至芳草社区卫生服务中心进行查房及肺结节术后康复指导，跟进患者情况拟定出院计划。

术后第3天：如无特殊情况，安排出院。出院前需向患者详细交代出院后注意事项：如饮食、伤口换药时间、伤口拆线时间、居家康复训练计划以及复诊计划等事宜。

出院随访计划：芳草社区卫生服务中心出院后第7天电话随访，了解患者出院后恢复情况，提醒患者进行病理活检报告提取及进行术后1月胸外科门诊随访。

4. 回转机制

以四川大学华西医院为例，针对转诊芳草社区卫生服务中心肺癌术后患者，若出现需要专科处理的并发症，需转回华西医院进行治疗，特制定回转机制，确保患者生命安全。由社区医生于微信平台提出远程会诊需求，经胸外科和全科评估，需要回转的患者由社区派救护车，医生跟诊送至华西医院急诊科。送至急诊科后联系胸外科查看患者，通过急诊收治住院。

（二）家庭

对于术后恢复良好的患者，患者可自愿选择家庭康复或者社区康复。要求返家的患者需要车程在1小时以内，保持电话畅通，以便医务人员定期随访。

（陈瑛翼　郑洁　李才正）

第二节　出院后评估与干预

一、社区康复训练

日间病房出院后，患者进入社区康复阶段。在此阶段，康复的主要目标是促进患者的心肺功能的进一步优化，尽早回归正常的生活、学习及工作（图5-2）。

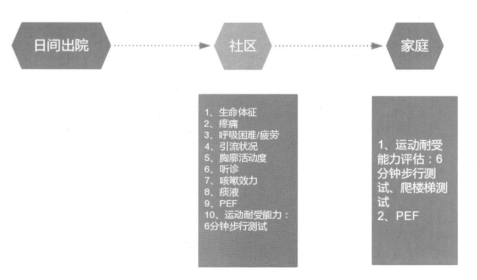

图5-2　出院后康复评估流程

康复评估方案如下表所示：

表5-2 社区康复训练评估

项目	方法	问题分析	干预措施
生命体征	血压、心率、血氧饱和度、呼吸频率	1.疼痛 2.肺塌陷 3.痰液潴留 4.低氧血症 5.肌肉及骨骼肌功能障碍	1.气道廓清技术 2.体位管理：直立位、频繁变换体位 3.促进吸气练习 4.运动：步行、踏台阶训练 5.激励式肺量计 6.四肢关节活动训练
疼痛	安静、咳嗽及活动后的 NPRS 或者 VAS		
呼吸困难及疲劳	安静及活动后 Borg 评分		
引流状况	引流是否通畅 引流液的量、颜色及性状 是否存在持续漏气		
胸廓活动度	患者坐立，双手置于胸廓，嘱患者进行深呼吸，查看健侧与患侧胸廓活动度有无区别		
听诊	对患侧肺进行听诊，并根据呼吸音情况判断痰液潴留、肺通气减少的部位及严重程度		
咳嗽效力	嘱患者主动咳嗽，判断咳嗽是否有效		
痰液	痰量、颜色、性状		
6 分钟步行测试	通过 6 分钟步行测试，测得患者最大步行距离，以及观察在步行测试中血氧饱和度和心率的变化情况，并利用测得的步行距离与最大心率为患者计算运动训练的强度		

二、居家康复训练

（一）训练前评估

表5-3 居家康复训练评估

项目	方法
生命体征	血压、心率、血氧饱和度、呼吸频率
疼痛	安静、咳嗽及活动后的 NPRS 或者 VAS
呼吸困难及疲劳	安静及活动后 Borg 评分
胸廓活动度	患者坐立，双手置于胸廓，嘱患者进行深呼吸，查看健侧与患侧胸廓活动度有无区别
听诊	对患侧肺进行听诊，并根据呼吸音情况判断痰液潴留、肺通气减少的部位及严重程度
咳嗽效力	嘱患者主动咳嗽，判断咳嗽是否有效
痰液	痰量、颜色、性状
6分钟步行测试或者爬楼梯测试	通过6分钟步行测试和爬楼梯测试，测得患者最大步行距离及楼层高度，以及观察在步行测试中血氧饱和度和心率的变化情况。并利用测得的步行距离与最大心率为患者计算运动训练的强度

训练前准备

1. 嘱患者穿休闲宽松适合活动的棉质衣服，尽量选择底软的鞋子，准备一张干毛巾及水杯；
2. 建议餐后 1~2 小时后进行；
3. 静息坐 10 分钟后，测血压、心率、血氧饱和度（糖尿病患者还应测血糖）；
4. 出现以下情况不适合运动：
   　　静息血压高于 150/100 mmHg，或者出现近期血压波动明显；
   　　静息心率大于 120 次 / 分钟不适合运动，或者出现心律不齐；
   　　血糖低于 6 mmol/L 或者高于 11 mmol/L；
   　　运动前若出现心绞痛、发热、头疼、头晕、心慌等不适；
5. 热身 5~10 分钟，以肌肉柔韧性训练与慢走作为热身的方式；
6. 运动中推荐穿戴运动中的居家监测设备，如运动手环等

（二）正式训练

表5-4 康复训练方案

项目	内容	适应问题	注意
胸科物理治疗技术	①气道廓清技术: ACBT、自主引流、用力呼气、咳嗽、排痰仪 ②呼吸肌肌力训练 ③促进吸气训练	①痰液潴留 ②呼吸肌肌力下降 ③肺通气不足	可根据患者当下存在的问题给予其必要的胸科物理治疗技术干预；对于干预方式与强度的选择应更多考虑居家训练的安全性和可实施性；还应教会患者识别危险
运动训练	有氧训练	①方式：健步走、慢跑、自行车、有氧操等 ②强度：初始最大心率*40%~60%，或者Borg自觉呼吸疲劳指数4~6分，可逐渐进阶至最大心率*70%~80%，或者Borg自觉呼吸疲劳指数7~8分 ③时间：30~60分钟 ④频率：低中等强度大于5次/日；高等强度3次/日	训练方案的制定推荐先进行运动测试，以确保方案的安全有效；强度的进阶应根据患者的训练反馈来决定，在患者可耐受的情况下进行；对于虚弱的患者在运动训练的初始，可考虑采取间歇训练的方式；可向患者建议准备便携式的监测小设备，如血氧饱和度监测仪；教育患者如何识别在运动训练中的危险指标，以及一旦出现危险如何处理
	力量训练	①方式 上肢：肩前屈、外展、内收、上举、屈肘 下肢：下蹲、上下踏台阶 ②强度 上肢：弹力带或哑铃抗阻，8~12个/组，1~2组 下肢：8~12个/组，2~3组 或者可根据Borg自觉呼吸疲劳指数4~6分 ③频率：2~3次/周	如果患者可以通过1-RM测得最大抗阻能力，则力量训练的初始强度可从最大抗阻强度的30%开始，逐步进阶；制定力量训练方案前，应仔细评估患者是否存在骨质疏松症、关节疾病、骨折等合并症

续表

项目	内容	适应问题	注意
运动训练	柔韧性训练	①方式 颈部：前屈、后伸、左右侧偏及旋转 肩部：前屈、后伸、旋转 胸廓：躯干旋转、左右侧屈、躯干伸展 下肢：股四头肌、髋关节、小腿三头肌 ②强度：拉伸至末端稍感不适，3~5次/组，15~30秒/次 ③频率：1次/日	对于老年患者，在进行柔韧性训练时需循序渐进；胸廓的柔韧性训练应先对胸部的伤口进行评估，确保伤口愈合良好后再进行，注意缓慢进阶

（三）效果评估

术后患者的居家肺康复训练应以问题为核心制订训练方案，因此效果评估也应基于患者的问题展开。

表5-5　康复训练效果评价

问题分析	治疗方法	评估方法	效果评价
痰液潴留	气道廓清技术主动/辅助咳嗽	①观察：痰液的量、痰液的颜色、痰液性状 ②听诊：啰音、呼吸音降低或消失、血氧饱和度下降	①观察：痰量排出，且减少、颜色变浅、痰液性状由浓稠逐渐变清 ②听诊：啰音减少或消失、呼吸音增强、血氧饱和度恢复

续表

问题分析	治疗方法	评估方法	效果评价
肺塌陷	运动胸廓扩张训练	①运动测试：6分钟步行测试、爬楼梯测试 ②呼吸频率：增加 ③血氧饱和度：下降 ④听诊：呼吸音降低/消失 ⑤胸廓活动度：降低 ⑥活动后呼吸困难与疲劳：Borg自觉呼吸困难与疲劳指数	①运动测试：步行距离增加、爬楼梯高度增加 ②呼吸频率恢复 ③血氧饱和度恢复 ④听诊：呼吸音增强 ⑤胸廓活动度恢复 ⑥Borg自觉呼吸困难与疲劳指数降低

（四）注意事项

（1）社区肺康复通过详细的评估后，鼓励根据不同的能力层次的患者进行分组，对于同一个水平的患者进行小组训练，增进患者间的交流，增强患者康复信心。

（2）居家肺康复训练由于缺少医务人员的监督，患者必然存在一定的安全隐患及不持续性，导致无法达到理想的训练效果。因此，治疗师在制订方案前应对患者的危险因素及患者的兴趣进行详细的评估，对训练强度、方式的选择上实行更加个性化的建议。此外，还需教育患者如何识别危险以及如何在出现危险时及时处理，必要时建议患者准备适合的便携式监测设备。

（3）建议通过电话、微信等方式与实施居家肺康复的患者建立联系，保障患者训练的安全及疗效。

三、出院后营养管理

（一）营养不良

术后患者常见食欲减退、恶心等，监测营养状况、保证患者营养状况正常是出院后饮食计划的重要内容。

营养干预指征：定期监测体重，每周晨起测一次空腹体重。若体重持续下降，或者6个月以内体重下降大于5%或6个月以上体重下降大于10%，或近1周进食量少于平常食量50%，可定期于临床营养科门诊随访。

术后营养不良者应积极开展营养支持。营养干预措施：①当患者进食量＞50%目标量时，首选ONS；＜50%目标量时，可增加口服营养用量或管喂肠内营养；如果口服和管喂肠内营养7天内仍无法达到需要量的50%，可启用肠外营养支持。②若术后并发乳糜胸患者，依病情制定低脂饮食、MCT饮食、MCT肠内营养支持治疗或肠外营养支持治疗方案。

（二）肥胖

术后不应急于减重，术后康复需要足够的营养物质，待术后康复后可于临床营养科专科咨询门诊随访，进行体格检查及人体成分测定等，根据检测结果制订个体化饮食方案并在临床营养师专业指导下科学减重。

（三）高血脂、高血糖

控制术后血糖水平，可减少并发症、改善预后。监测血脂水平对肺癌的疾病进展及预后可能有一定的预测价值。

糖尿病或血糖异常患者需监测血糖，记录每天血糖及饮食情况。脂质代谢异常患者需监测血清胆固醇、甘油三酯、低密度脂蛋白和高密度脂蛋白等。血糖控制不佳或血脂长期异常患者可于临床营养科专科咨询门诊随访制定个体化营养方案。

（王娇　饶志勇）

第三节　出院后随访

一、概述

术后随访是负责随访的医护人员与患者、家属进行有效的病情交流，让患者回归社区和家庭后能继续享受到优质医疗服务。肺癌日间手术患者的术后随访是全流程管理中至关重要的一环，对于安全实施日间手术、确保患者的康复十分有必要。

肺癌日间手术患者住院时间仅为一天，尽管出院时医护人员已经对其进行完善的出院评估和出院后健康教育，但由于涉及麻醉、外科手术、病理等多方面因素，加之患者对肺癌专业知识的缺乏，出院后易产生焦虑紧张情绪，担心术后并发症等异常情况不能得到及时处理。为保障患者术后安全、提供更优质的术后服务，科室成立日间手术随访中心，制定完善的随访制度，配备专职随访人员，充分了解患者术后的康复情况，并针对术后特殊状况给予相应的治疗方案，消除患者及家属的后顾之忧。

二、随访人员岗位配置与职责

日间手术随访中心定专人、专职负责各病种术后随访工作，联络医生、患者等。对随访人员的基本要求如下：①热爱本职工作，工作认真负责，态度和蔼；②临床工作经验丰富，熟悉日间手术相关病种的健康教育及术后并发症；③一定的工作年限（如至少在日间手术科室工作 3 年）；④具备优良的沟通与交流能力。

具体工作职责如下：①随访护士在患者出院后的第 2 天、第 3 天或第 7 天进行随访康复情况，术后第 28 天再次随访满意度及康复情况。②随访护士认真履行工作职责，如实记录随访内容。③患者出现术后并发症等特殊情况时，随访护士应立即联系手术医生并给予患者相应指导。④夜间紧急状况下，由夜班护士负责接听应急电话随访，指导患者进行相应处理并做好记录，并于第二日晨交班时与随访护士进行交接。

表5-6　术后随访单

胸腔镜肺结节切除术后电话随访记录						
住院登记号 _____　患者姓名_____　　性别_____　　年龄_____						
出院诊断：_____						
于___年___月___日在全麻下行胸腔镜__肺__叶（____段/楔形）切除术。手术顺利，于___年___月___日___分出院。						
项目/随访次数			第一次	第二次	第三次	第四次
时间						
一般情况						
伤口情况	红肿疼痛	无				
		有				
		处理建议				
	分泌物	无				
		有				
		处理				

续表

饮食情况					
小便情况					
头晕心慌气紧	无				
	有				
	处理建议				
咳嗽	无				
	有				
	处理建议				
皮下气肿	无				
	有				
	处理建议				
胸壁疼痛	无				
	有				
	处理建议				
发热	无				
	有				
	处理建议				
随访人签名					

随访完成时间： 年 月 日

三、肺癌日间手术随访流程

肺癌患者在术后第一天由手术医生及病房医生联合查房，经出院评估后准予出院。如患者居住地址属于"医院社区一体化"的合作社区，可纳入社区随访系统，分别进行 3 次术后随访，医院随访与社区随访相互补充，双重保障患者术后安全（图 5-3）。

肺癌日间手术的随访内容包括常规随访和肺癌专科化随访内容。常规随访内容有：出院后体温、伤口、疼痛情况，是否有头晕、心慌症状，以及患者术后饮食、活动、生活及心理状况。针对肺癌手术除了共性随访内容外，还制定个体化随访内容：包括术后呼吸功能恢复状况、皮下气肿、引流管及引流液情况、咳嗽情况、痰液情况、疲劳状况、有无活动后气紧症状等。

随访频次：肺癌患者在一月内常规随访 3 次，即术后第 2 天、3 天、28 天随访，特殊情况下视患者病情变化增加随访频次。

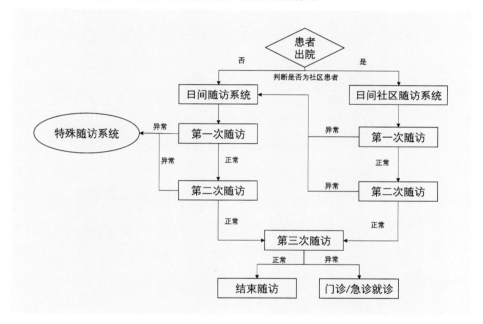

图5-3　肺癌日间手术术后随访流程

四、随访方式

日间手术随访中心根据患者的病情和手术方式的不同制订个性化随访计划。

1. 电话随访

是目前较为常见的随访方式。医护人员通过电话直接与患者沟通，了解患者术后现状，如引流管及引流液、咳嗽、咳痰、疲劳、活动后气紧等，并为患者提供及时、准确、有效的康复指导，如呼吸控制练习、激励式肺量计使用等，以便早期发现术后并发症并及时处理，使患者出院后得到有效的医疗保障。

2. 专科医生门诊随访

肺癌患者术后康复锻炼可预防肺部感染、肺不张等术后并发症，改善肺通气功能。因此在术后一个月内，专科医生会随访并指导其前往心肺康复治疗师门诊，定期进行术后恢复期的功能评估与干预。术后康复干预包括气道廓清技术、体位管理、肢体活动、呼吸练习等，通过康复锻炼优化患者心肺功能。特殊情况下如术后剧烈疼痛、大量出血等，电话随访不能准确判断患者病情变化，也需要指导患者到医院门诊或急诊就诊处理。

3. 社区随访及上门访视

目前，四川大学华西医院日间手术中心已形成"医院－社区一体化"双向转诊服务模式，并构建辐射全市的医院社区一体化协作网（48 家合作社区）。通过医院社区一体化服务模式的建立，把社区的医护人员纳入日间手术术后随访体系。社区全科医生及护理人员可为患者提供社区门诊及家庭上门访视服务，避免患者术后复诊挂号多次往返家庭和医院，方便患者就医，提高满意度。如与成都市武侯区芳草社区卫生服务中心进行合作，肺癌患者术后于社区康复 2~3 天，进行雾化治疗及详细的康复锻炼，经手术团队评估合格后准予回家。

4. "互联网＋"随访

新兴的"互联网＋"随访形式有随访 APP、微信公众号、微博及网络咨询等。"互联网＋"的随访形式，可融合语音、视频、图像等多种形式数据，使医患之间沟通不受时间、地点的限制。当患者病情发生变化时，可实时上传图片或视频，如伤口是否感染，是否有渗血渗液。除了电话随访、门诊随访、社区随访，"互联网＋"的随访模式是对传统术后随访方式的重要补充，也是未来发展的重要方向。日间手术术后随访可以多种模式结合，从而保障肺癌患者术后医疗质量和安全。

五、日间手术患者术后随访应急预案

患者出院后出现并发症相关表现，如①胸闷气紧、心跳加快、心慌、出冷汗；②皮下气肿进行性加重；③切口局部疼痛、红肿加剧；④伤口出现带异味的分泌物；⑤寒战或发热，体温＞38.5℃等情况，患者可直接致电日间手术中心，由随访护士联系手术医生知晓患者病情，同时直接前往急诊科就诊，胸外科医生进行会诊评估，如需住院治疗可通过绿色通道直接收治到胸外科病房（图5-4）。同时肺癌术后随访应实施医院——社区双重管理，如患者出现并发症且社区医务人员不能处理患者病情时，须及时与华西医院随访人员联系处理，由随访人员进行专科评估、判断患者是否需要医院门诊或急诊就诊，进一步保障日间手术肺癌患者围手术期的医疗质量与安全。

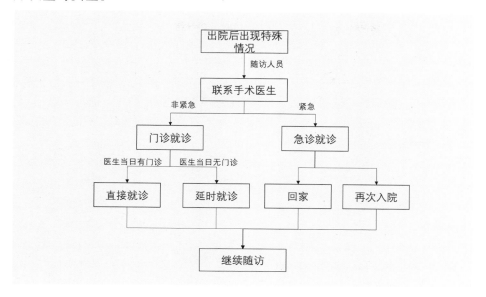

图5-4　术后应急预案流程

　　日间手术肺癌患者术后住院观察恢复时间短，更多的是出院后家庭及社区康复，因此术后随访管理规范化是保障患者术后医疗质量和安全重要举措。这就要求随访医护人员严格按照管理规范执行，并且随访时注意选择合适的时间、态度诚恳、语言亲切、熟悉患者病情、能给予正确康复指导，尤其是谨慎回答医疗问题，避免简单判断。随访工作是日间手术治疗的重要环节，是有效促进肺癌患者快速康复的保障。

（黄明君）

参考文献

[1] 马洪升. 日间手术[M]. 北京: 人民卫生出版社, 2016.

[2] 车国卫. 加速康复外科: 肺癌手术日间化现状与策略[J]. 中国肺癌杂志, 2020, 23（1）: 1-4.

[3] 马洪升, 戴燕. 日间手术治疗模式国内外发展简述[J]. 中国医院管理, 2012, 32（1）: 47-48.

[4] 刘洋, 马洪升, 李志超, 等. 5520例日间手术的安全和质量评价[J]. 中国普外基础与临床杂志, 2015, 22（12）.1477-1481.

[5] 马洪升, 程南生, 朱涛, 等. 华西医院日间手术快速康复（ERAS）规范[J]. 中国胸心血管外科临床杂志, 2016, 23（2）: 104-106.

[6] 王洋洋, 王晓. 麻醉医师主导的快速康复技术在日间手术中的应用[J]. 华西医学, 2015

（5）：824-827.

[7] Chung F, Chan VW, Ong D. A post-anesthetic discharge scoring system for home readiness after ambulatory surgery[J]. J Clin Anesth, 1995, 7(6): 500-506.

[8] 刘洋, 李志超, 马洪升. 四川大学华西医院日间手术患者延迟出院原因分析[J].中国循证医学杂志, 2016, 16（4）：383-386.

[9] 刘玲, 戴燕, 许瑞华. 腹腔镜胆囊切除日间手术后患者延迟出院护理对策[J]. 护理学杂志, 2016, 31（24）：36-38.

[10] 张雨晨, 戴燕. 日间腹腔镜下胆囊切除术患者出院准备度与出院指导质量现状调查及相关性分析[J]. 华西医学, 2016, 31（4）：635-638.

[11] Díez-Álvarez E, Arrospide A, Mar J, et al. Effectiveness of pre-operative education in reducing anxiety in surgical patients[J]. Enfermeria clinica, 2011, 22(1): 18-26.

[12] Bush P W, Daniels R. Health Care Systems and Transitions of Care: Implication on Interdisciplinary Pharmacy Services[J]. North Carolina Medical Journal, 2017, 78(3): 177.

[13] Singh M, Ponniah M, Jacob KS. A nested case-control study to determine the incidence and factors associated with unanticipated admissions following day care surgery[J]. Indian Journal of Anaesthesia, 2016, 60(11): 833-837.

[14] Odom-Forren J, Reed D, Rush C. Postoperative Symptom Distress of Laparoscopic Cholecystectomy Ambulatory Surgery Patients[J]. Journal of Perianesthesia Nursing, 2015, 30(4): e39-e39.

[15] Mitchell M. Home recovery following day surgery: a patient perspective[J]. Journal of Clinical Nursing, 2014, 24(3-4): 415-427.

[16] 赖小琴, 宋应寒, 马洪升, 等. 日间手术医院-社区一体化服务模式改进效果分析[J]. 华西医学, 2017（11）：1689-1692.

[17] 李诗涵, 杜姣姣, 戴燕, 等. 社区医院延续性护理对日间手术患者护理需求满足效果分析[J]. 华西医学, 2016（4）：615-618.

[18] 郭晶, 刘素珍, 李继平, 等. 日间手术医院社区一体化协作网的建立及管理[J].中华护理杂志, 2013, 48（11）：986-988.

[19] 戴燕, 张雨晨, 马洪升. 四川大学华西医院日间手术护理规范[J]. 华西医学, 2017, 32（11）：1693-1695.

[20] 马洪升, 蒋丽莎, 刘洋, 等. 快速康复外科理念在日间手术中的实践[J]. 中国普外基础与临床杂志, 2015（11）：1384-1385.

[21] 郭晶, 刘素珍. 日间手术患者对医院社区延续性服务的评价结果分析[J]. 中国实用护理杂志, 2014, 30（13）：10-13.

[22] 蒋丽莎, 詹丽莉, 沈诚, 等. 日间手术模式下胸腔镜手术治疗肺结节的安全性分析[J]. 华西医学, 2020, 2：152-155.

[23] 张黎, 刘洋, 黄明君, 等. 胸腔镜肺结节日间手术患者精细化管理效果研究[J]. 华西医学, 2021, 2：183-189.

第六章

肺癌日间手术质量安全管理

第一节 应急预案管理

一、概述

肺癌日间手术的应急预案管理是指根据评估分析或经验，对肺癌日间手术全流程闭环中潜在的或可能发生的突发事件（严重的术后并发症、合并疾病、突发意外等），按类别和影响程度而事先制定的应急处置方案。通过规范化管理提高日间病房的应急保障水平和服务质量，保障患者围手术期医疗安全。通过制度增强核心竞争能力和发展能力，减少患者的心理负担和后顾之忧。日间手术应急管理规范主要包括入院前应急管理规范、住院期间应急管理规范、出院后应急管理规范，以及其他意外事件。

日间手术病房运行过程中的突发事件中的应急处理各部门要遵循预防为主、常备不懈的方针。贯彻分级负责、反映及时、措施果断的应急工作原则，在科室应急领导小组的统一领导下，按照日间手术流程，分为院外应急管理和院内应急管理。其中院外应急管理应以预约随访中心为基础，建立应急管理网络，并行使相应的权力和职责，依托医院急诊科、各专科病房以及社区卫生医疗机构等相关人员通力合作，保证各项应急工作的顺利执行；院内应急管理应严格遵循医疗质量和安全核心制度，如首诊负责制等，病房相关人员对突发事件提供医疗救护和现场救援，并书写详细、完整的病历记录；对需要转科的患者，应当按照规定将患者及其病历记录转送至相应的专科病房。完善标准化的日间手术应急管理流程可以提高日间病房应对突发事件的精准应急管理能力，使其平稳有序地进行医疗活动。既要保障工作效率，同时保证医疗质量与安全。

二、住院期间应急预案管理

住院期间的医疗风险防控和应急管理方案，重点应关注肺癌日间手术相关并发症的应急处置，如大出血、肺栓塞、呼吸衰竭等严重并发症的应急流程，尤其是住院期间非计划再手术。除了关注术后并发症等传统临床安全风险，日间病房作为平台科室还应考虑包括特殊人群、药物不良反应、突发公共卫生事件等情况，通过应急预案管理，尽可能地保障日间手术医疗质量。根据日间手术中心的特点，由于外科医师、麻醉医师、超声医师、日间病房医师等分别来自不同临床科室，各相关病种科室的医师要全面熟悉日间手术病房的各项工作流程，在日常实际工作中严格执行日间手术病房的管理流程和制度，服从中心的安排。

根据日间手术中心的特点，由于外科医师、麻醉医师、超声医师、日间病房医师等分别来自不同临床科室，各相关病种科室的医师要全面熟悉日间手术病房的各项工作流程，在日常实际工作中严格执行日间手术病房的管理流程和制度，服从中心的安排。

（一）术后严重并发症处置

应注意观察患者术后生命体征及伤口情况，如有严重的术后并发症，或突发其他合并疾病，则应该按此预案处置：

（1）日间病房医生应注意术后患者评估，依据临床路径预案处置术后并发症；如术后突发术后出血、肺不张、支气管胸膜瘘、乳糜胸等，积极对症处置，做好生命体征监测，联系主刀医师协调处置，必要时请相应专科会诊协助诊治。

（2）根据临床路径预案无法控制的并发症，或者严重的出血、晕厥、肺不张、肺栓塞、心脏病等，应积极处置，并及时通知手术医生评估患者情况，必要时转专科病房进一步治疗。

（3）经积极治疗后，患者病情平稳，评估达到出院标准可正常出院，并注意加强患者出院后随访。

（4）若评估患者病情不允许 24 小时内出院，由主刀医生协调安排患者经绿色通道转入专科病房继续观察治疗。

（5）做好相关医疗文书记录，报告日间手术中心负责人，统筹协调处置。

（二）非计划再手术

定义：指同一次住院期间因直接或间接并发症而再次手术。

目的和意义：非计划再次手术是手术科室质量管理的重点，作为日间手术中心必须加强医疗安全制度的落实，重点是病种的选择、手术适应证、手术风险评估、术前检查、操作规范，术后观察及并发症的预防及处理，医患沟通制度的落实，加强医生的责任心，以杜绝非计划再次手术风险的发生。

具体措施：

（1）实行患者病情评估与术前讨论制度，遵循诊疗规范制订诊疗手术方案，依据患者病情变化及再评估结果调整诊疗方案，均应记录在病历中。

（2）完成患者的手术前评估与术前各项准备后，方可下达择期手术医嘱。

（3）加强围手术期各项环节管理，特别是术前、术中、术后环节。凡患者同一次住院再次手术，需在再次手术12小时内上报医教部，不得瞒报和漏报，如发生瞒报和漏报，一经查实，将按医院有关规定对科主任和当事人进行处罚。

（4）医教部在运行病历管理系统中采用实时监控，随机抽查的方式，随时发现和预警再次手术的发生。

（5）发生非计划再次手术后，应认真分析讨论，以总结经验、吸取教训，提出整改措施，并认真整改，从而提高手术质量，减少非计划再次手术的发生。

（6）科室至少每季度开展一次"非计划再次手术"的讨论分析，查找原因，总结经验，吸取教训，提出整改措施，并将整改要求反馈给有关科室责任人认真整改。

（7）医生要加强三基三严训练，加强责任心，尽可能减少非计划再次手术。

（三）危急值管理

定义：是指检验检查结果极度异常，表明患者可能正处于有生命危险的边缘状态，临床医生需要及时得到信息，迅速给予患者有效的干预措施或治疗，才可能挽救患者生命，否则就有可能出现严重后果，失去最佳抢救机会。

目的和意义：危急值管理是保障日间手术患者安全的重要内容，不仅可以提升团队关注患者安全意识和能力，还能有效提升医院的整体服务能力和质量，同时也是医院医疗质量考核的重要内容之一。

具体措施：

（1）辅检科室将危急值信息发送至主班护士工作站和医师工作站，同时电话通知到日间病房，从而保证了信息有人接收。

（2）当班护士接到危急值信息后会立即报告主管医生，并在危急值登记本做好记录，且主管医生签字确认。

（3）主管医生接收到危急值信息后根据患者实际情况进行判断是否有临床意义。如果临床医师判断为"是"，需要记录原因分析、处理意见并书写危急值病程记录；如果判断为"否"，也需要在病程记录里面分析说明。

（4）医教部不定期对科室危急值报告的及时性及医师处理情况等进行抽查，全流程追溯危急值处理流程中每一个节点的执行情况，并及时反馈给科室进行整改，保证危急值管理制度的落实，从而保障日间手术患者安全。

三、出院后应急预案管理

具体内容：术后 30 天内需对患者开展至少 3 次随访，随访内容除了术后常见的疼痛、恶心呕吐、伤口感染和出血外，还有一些专科可能出现的并发症，如肺不张、胸腔感染、气管胸膜瘘、肺功能减退，造成活动耐量的减低等。若患者出现相应并发症时，随访人员应做如下处理：①随访人员指导患者或家属做简单的处理或救治；②告知患者到急诊就诊或通知急诊科处治患者，建立急诊绿色通道，必要时收入住院治疗；③联系主刀医生或者专科病房住院总处置患者；④报告日间手术中心负责人，参与协调和沟通，同时做好相应记录。

开展日间手术的过程中各关键流程的风险防控是管理的重点之一。日间手术具有提高医疗资源利用效率、使得更多患者得到及时治疗，降低医疗费用、减轻患者疾病负担，减少院内感染机会，减少家庭陪护等优势。但是日间手术也存在住院时间受限、住院流程紧张、医疗质量要求高、麻醉及复苏、术后疼痛及恶心呕吐等可能无法得到及时、充分、有效地处置，从而使得日间手术管理相关的风险要素显著增加，如何在快节奏的日间手术工作流程中确保相关病患能够得到及时有效地治疗成为日间病房管理的工作重点。因此，有必要建立完善的应急预案，通过规范化管理构筑应急管理"防火墙"。尤其是日间手术患者出院以后，术后康复和护理并没有结束，随访过程中如若发现有严重并发症的患者，通过应急预案的急诊/住院绿色通道及时处置，形成日间安全管理的闭环。

（宋应寒　周　坤）

第二节　临床路径的制定与退出

　　临床路径是由临床医师、护士和医技、管理等多学科专家共同参与，针对特定病种或病例组合的一般诊疗流程，整合流程要点制定的适度标准化、表格化的诊疗规范。其最根本的特性应是着眼于当前医疗机构现状的最佳临床实践的多学科计划；是一种现代医院管理理念和模式。管理方法涉及多方面且往往复杂，有路径制订及不断完善、个案管理及 MDT 讨论、信息化开展模式的探索优化、考核评价指标和变异分析以及监督措施等。

　　日间手术是当前最适合开展临床路径（clinical pathways，CP）的领域，对于促进基于病种的标准化管理具有最佳的实践意义。日间手术本身对诊断、治疗及患者分类等提出了明确要求，保障了这些病种及患者后续处置的相对标准化，易于减少变异。实施日间手术临床路径的目的与现实意义主要有以下方面：①基于相对同质的患者选择，通过诊断治疗/病例组合不断完善分类及适度标准化的开展模式（如信息化的支撑），促进体现医疗服务同质化水平；②基于循证和临床诊疗/实践指南的最佳方案化，促进提高医疗品质，促进学科质量文化建设及质量管理水平提升；③基于临床路径实施小组的多学科协作管理计划，促进医疗质量持续改进；④促进临床关注住院费用；⑤通过信息化手段改进管理支撑，提升临床效率，促进质量安全。⑥缩短日间病房流动医生（实习、进修、轮转等）角色转变适应期，促进其快速了解相对标准化患者诊疗基本服务，一定程度上减少上级医生沟通成本，减少基础诊疗服务差异化。

　　临床路径为日间手术开展提供流程要点及技术规范，同时为日间手术的患者管理提供相对标准化的管理依据。制定日间手术临床路径最主要的目的是为相关流程程序的同质化和标准化提供合理恰当的技术支撑。目前国内尚无相关管理和技术规范，鉴于病种/术式及临床收治患者的多样性客观存在，临床路径的制定在现阶段需结合日间平台实际及临床专科需求不断探索优化，在统一规范基础上再构建特色。为促进形成适用性广且相对合理的标准，我们参考英国日间手术相关流程规范和管理技术指南，并结合四川大学华西医院日间手术中心实际经验，梳理构建四川大学华西医院肺癌日间手术临床路径管理基本规范，以期为促进日间手术临床路径管理的规范化和患者管理的标准化提供参考借鉴。

　　华西模式日间手术临床路径包括日间手术相对标准化临床路径服务包

（日间手术资料包），形成一整套适度规范、相对标准化的日间手术参考标准，具体模式可参考见表6-1。并随着日间病房术后管理实践需求，医务部门协调日间手术专科医师和日间手术中心管理患者术后的住院医师就患者常用医嘱、术后管理要点等核心内容按需进行修订，必要时通过 MDT 促进临床专家和日间手术中心就患者管理具体问题基于医疗机构实际情况进行讨论，促进三方达成管理共识。

表6-1　四川大学华西医院相对标准化临床路径服务包内容规范

目录	内容
日间手术医师职责	包括日间手术中心住院医生职责及日间手术主刀医生职责
日间手术医务人员临床规范	包括具体日间手术的指征；手术医生手术分级及资质授权要求；患者选择基本要求；常规流程（门诊基本工作、日间手术预约登记处基本工作、日间病房手术当日术前准备常规医疗护理工作、手术当日术后医疗护理基本工作、术中主要耗材及注意事项描述）
患者入院流程简介	患者入院流程及患者信息核实清单
患者宣教要求点	包括术前准备、术后康复指导等
患者出院告知单	患者出院后需门诊复诊情况；术后切口换药注意事项；门诊复诊查看伤口情况及病理结果情况；需立即与日间服务中心联系或到本院急诊科就诊的特殊紧急情况等
患者出院评估标准及应急预案	术后出现常见并发症应如何处理（处理原则）。日间手术患者术后出院评估标准的描述：包括血压和脉搏、活动能力评分、恶心呕吐、出血、疼痛管理评估等；日间手术特殊问题处置预案的一般流程：包括日间手术患者术后病情不稳定的处置、日间手术患者术后随访期间出现并发症的处置、院内感染的处置等
电子病历模板	电子病历中便于统一使用的模块建立知识库和 HIS 系统文字模板
临床路径表纸质文字版（具华西特色）	包括患者信息的再次核实、路径个案管理人员信息（管床医师等）、临床路径患者选择标准与使用注释、手术记录、护理记录和出院记录模板及医师签名等主要内容，该特殊临床路径表实际成为日间24小时出入院记录的病历补充部分

续表

目录	内容
临床路径清单	包括手术当日患者基本信息再次核实；术前准备要点清单；护理耗材大类清单；麻醉用药准备清单；术后即刻医嘱清单；心理社会护理活动要点清单；术后第 n 小时术后医嘱清单（n 随病种 / 术式不同，通常为 2 小时）；心理社会护理活动要点清单；健康教育及其他要点清单等
临床路径电子表单模板（用于）	参考国家卫生健康委员会委托中华医学会发布的临床路径文本模式，结合医院信息化临床路径业务系统建立；术中术后常用医嘱的打包维护等工作
术后随访记录单（电子表格）	术后随访要点的描述；随访管理基本要求（如术后第 1 天主要随访要点）
新增病种 / 术式申请	新增病种基本情况描述及申请

针对日间手术临床路径实施要点，由职能部门督导日间手术中心对日间病房医师和日间手术实施人员进行培训，并由日间病房住院总医师和护理主管人员日常监督执行。

（1）患者选择一般原则：拟开展日间肺癌手术的患者应先在门诊完善相关术前检查，并进行术前评估（包括麻醉评估）。满足：①诊断明确；②没有严重的合并症、并发症；③预期能够按临床路径设计完成诊疗项目，并符合具体病种 / 术式对应的临床路径准入标准的其他情况。胸腔镜肺癌日间手术患者选择标准有以下几个：①年龄一般不超过 70 岁；②肺结节≤3 cm；③心肺功能无明显受损；④无严重合并疾病，重要脏器功能无明显异常，ASA ＜Ⅲ级。

（2）退出标准：进入临床路径的患者出现以下情况之一时，应当退出临床路径：①患者出现严重并发症，需改变原治疗方案的；②患者因个人原因无法继续实施的；③对入院第一诊断进行修正的；④因合并症或检查发现其他疾病，需转科治疗的；⑤其他严重影响临床路径实施的。

（3）一般流程：日间手术中心临床路径的实施需要护理以及对日间手术有特殊兴趣的临床负责人在统一规范指导下加强协作。有效地术前准备（包括患者的选择和评估），以及成熟的麻醉和手术技术，日间手术术前、术中、术后外科快速康复理念的融入，麻醉及疼痛管理，临床路径协议驱动，护士主导的出院等均是实施流程的基础。具体内容见日间胸腔镜肺结节切除术临床路径（首页）（表 6-2）及临床路径电子表单（表 6-4）。

　　现阶段临床路径的考核指标和形式不应一成不变，而应结合医院实际情况不断调整优化。目前华西医院日间手术相关临床路径能够监控的主要数据和指标包括：日间手术入径率（基于日间平台出院患者统计口径）、完成率（基于入径人数统计口径）、日间手术临床路径（非单独病种／术式），以及基于临床路径的患者出院首页基本数据（包括费用、主诊断）等。目前四川大学华西医院通过持续加强临床路径管理，日间平台入径率达 100%，每个月退出率在 2% 以下。为进一步推进医院日间手术开展及日间手术占比，医院病种／术式既往住院日＞1 天且完善临床路径并纳入日间手术的增加情况，可参考作为医院阶段性日间手术发展的一个考核评价指标。医疗机构应当通过信息化，对临床路径管理有关数据进行统计、分析，为提高医疗管理质量和水平提供依据。

表6-2　四川大学华西医院（2020年版）日间胸腔镜肺结节切除术临床路径

患者信息	路径管理
住院号 入院时间：　　年　月　日	预计住院天数 24 小时
病室床号	
姓名性别	医疗组长
年龄职业	住院医师
诊断 □ 肺肿物 R91×02 □ 肺占位性病变 R91×03	主管护士
手术　胸腔镜肺癌切除术＋淋巴结清扫术 　　　胸腔镜肺叶切除术 　　　胸腔镜肺段切除术 　　　胸腔镜肺楔形切除术	个案管理员

临床路径使用注释：

1.该临床路径用于选择日间胸腔镜肺结节切除术者。

2.该临床路径开始于患者入院时。

3.合并需要治疗的基础疾病者不纳入本临床路径。

4.在执行本路径时，如出现变异情况，按要求填写临床路径变化情况记录。

5.该临床路径中涉及的任何文件的使用或停止都应通知主管医师和个案管理者。

6. 本临床路径是一个具有法律效力的医学文件，凡路径内容中的有关项目在执行时，均应填写执行人的姓名及时间。

7. 疾病诊断、手术后面字母和数字为该疾病 ICD-10 编码和 ICD-9-CM-3 手术编码。

8. 根据患者体重等情况酌情调节药物用量。

表6-3 手术记录和出院记录

流程	记录详情
手术记录	**术中发现：** 1. 胸腔内有 / 无积液，胸膜有 / 无粘连，胸膜有 / 无种植； 2. 斜裂发育（1/3，2/3，完全发育，未发育），水平裂发育（1/3，2/3，完全发育，未发育）： 3. 结节位于 × 叶 × 段，约 ×*× 大小，脏层胸膜有 / 无皱缩，有 / 无侵犯壁层胸膜，肿瘤距隆突＞2cm，侵及周围脏器情况：无； 4. 淋巴结肿大及侵犯情况：第？组淋巴结肿大； 5. 术中冰冻结果： 6. 术中特殊情况：无； 手术医生： **手术步骤：** 1. 体位：左 / 右侧卧位； 2. 切口：三孔；切口分布：腋前线第 3/4 肋间，腋中线第 7 肋间，肩胛下角线第 9 肋间； 3. 手术顺序：静脉→动脉→支气管→肺裂； 4. 肺静脉处理方式：仅切断；打开心包：否；具体情况：EC60 白钉切断； 5. 肺动脉处理方式：仅切断；打开心包：否；阻断：否；具体情况：EC60 白钉切断； 6. 支气管处理方式：横断；具体情况：EC60 绿钉切断； 7. 肺裂（肺组织）处理方式：电凝钩；超声刀；EC60 蓝钉 / 绿钉 / 金钉 8. 清除肺门及纵隔淋巴结站数： 9. 术中特殊情况及处理：无； 10. 仔细止血，冲洗胸腔，试水检查肺漏气情况，使用奈维 / 纤丝覆盖创面； 11. 放置胸腔引流管 1 根后逐层关闭切口； 整台手术经过顺利，历时分钟，出血 ml，未输血，生命体征平稳，麻醉满意，术后安返病房。 主刀医生：

续表

流程	记录详情
手术记录	患者因"_____"入院。根据症状、体征及辅助检查，诊断为：_____。入院后经讨论，患者诊断明确，有手术指征，拟行手术治疗。术前已向患者及家属交代术中、术后可能发生的并发症及手术风险，患者家属签署手术同意书。于 × × 年 × × 月 × × 日在全麻下行"胸腔镜 × 肺 × 叶 / 段切除 + 淋巴结清扫"。术中见：_____。手术经过顺利，生命体征平稳，术后安返病房，予以预防感染、镇痛、祛痰、补液治疗。
术后诊断	出院时情况：患者生命体征平稳，无胸闷气紧，无发热咯血，左 / 右肺呼吸音稍增粗，双肺未闻及干湿啰音，伤口无渗出，术后小时已下床活动，进食流质饮食。胸片提示肺复张良好，引流瓶引流 × × mL 淡血性液体，咳嗽无气泡溢出，拔管顺利，无特殊不适，经医生评估后达到出院条件，准予今日出院，并告知患者如有特殊情况需及时与本院联系或至急诊科就诊，并于术后 10 日左右门诊大厅外自助报告机取病理报告，门诊复查。 医师签名：　　　　　　日期：　年　月　日

表6-4　日间胸腔镜肺结节切除术临床路径电子表单

路径名称	胸外科——胸腔镜肺结节切除术
路径类型	日间手术中心
准入诊断 ICD10	R91.x02，R91.x03，J98.4，J84.1，Q85.9，C34.9，D14.3，A15.2
准入诊断关键词	肺肿物，肺恶性肿瘤，肺占位性病变
准入手术 CM3	胸腔镜肺癌切除术 + 淋巴结清扫；胸腔镜肺叶切除术；胸腔镜肺段切除术；胸腔镜肺楔形切除术
准入手术关键词	胸腔镜，肺癌，肺段，肺叶，楔形
准入提示	临床诊断：肺磨玻璃结节，肺小结节，肺占位，肺肿物，肺恶性肿瘤（手术前暂不能明确结节良恶性，无法明确具体 ICD 诊断，常见的有肺炎性假瘤 J98.4，肺肉芽肿 J84.1，肺错构瘤 Q85.9，肺原位癌 D02.2，肺恶性肿瘤 C34.9，肺良性肿瘤 D14.3，肺结核 A15.2）
参考费用（元）	30 000~50 000
参考天数	1 天
变异分析描述	1. 因实验室检查结果异常需要进一步检查，导致术前住院时间延长。2. 其他意外情况需进一步明确诊断，导致术前住院时间延长。3. 患者并存症多需多科会诊协助诊疗，增加术前住院时间。4. 术后出现发热、出血、肺漏气等并发症需要治疗和住院观察，导致住院时间延长

续表

步骤	天数	主要诊疗工作		重点医嘱		主要护理工作
住院第1天	1	其他诊疗工作	通知手术医生患者到达和预计手术时间	长期医嘱	胸外术后护理常规（外科全麻术后护理常规）	主要护理工作	术前入院宣教、术前健康宣教、生命体征: T、P、R、 BP
		其他诊疗工作	向患者及家属交代病情	长期医嘱	一级护理	主要护理工作	执行一级护理及术后护理常规
		其他诊疗工作	手术医生访视患者, 查看术前检, 签署手术同意书	临时医嘱	术前禁食禁饮	护理病历	书写术后护理记录
		其他诊疗工作	术前麻醉师访视患者, 签署麻醉知情同意书	长期医嘱	患者既往基础用药（口服降压药物）	主要护理工作	引流管的观察与护理
		电子病历	日间病房医生完成病历	长期医嘱	术后禁食4小时后普食	主要护理工作	术后饮食、休息与活动、用药及相关治疗
		其他诊疗工作	上级医师查房	临时医嘱	术前术后补液（乳酸钠林格、乐加、沐舒坦）	主要护理工作	观察伤口渗血、渗液、生活护理及心理护理
		其他诊疗工作	继续药物治疗, 观察疗效和不良反应	临时医嘱	术前0.5~1小时输注抗生素（皮试阳性改克林霉素）	主要护理工作	麻醉清醒及血压平稳后取半卧位
		其他诊疗工作	向患者交代出院后的注意事项	临时医嘱	术前、术后镇痛（首选特耐方案, 芬太尼透皮贴）	主要护理工作	观察患者病情变化, 预防并发症的发生
住院第1天	1	其他诊疗工作	有病理检查者追查病理报告, 并向患者及家属交代病理结果	临时医嘱	拔胸腔引流管及换药	护理病历	书写护理记录
		电子病历	完成出院记录、病案首页、出院证明书等	临时医嘱	雾化吸入（吸入用乙酰半胱氨酸）	主要护理工作	出院后心理指导
		电子病历	出院评估	临时医嘱	心电监护及吸氧	主要护理工作	出院后伤口护理、饮食、用药、活动与休息、复查、随访的指导
		其他诊疗工作	出院门诊随诊	临时医嘱	术后抗生素及抗凝（低分子肝素皮下注射）		
				临时医嘱	今日出院		

（宋应寒　张　磊）

第三节 肺癌日间手术医疗文书及规范

肺癌日间手术按照日间手术流程，患者于门诊行术前评估，完善相关检查，通过再次评估后，入院 24 小时内完成手术及出院。由于日间手术床位的快速周转，加之出院患者病历按时归档的要求，住院医生在 24 小时内要保质保量地完成繁重的文书工作，无疑是一项挑战。因此，如何在保证相关文书合理性和有效性的前提下，简化日间手术医疗相关文书，是一个值得考虑的问题。

一、肺癌日间手术相关文书内容

四川大学华西医院肺癌日间手术相关文书归档病历顺序如下（见表 6-5）：病案首页、门诊病历、24 小时内入出院记录、住院病程记录、出院病情证明书、辅助检查报告单、住院医嘱单、授权委托书、麻醉同意书、手术同意书、手术记录单、手术安全核查记录、手术风险评估表、手术清点记录、麻醉访视评估单、麻醉记录单、住院患者知情同意书、离院责任书、护理相关记录、出院评估表，抗菌药物使用记录表等。

表6-5　日间手术病历主要内容

序号	病历内容	具体内容
1	病案首页	
2	入院证	
3	门诊病历	附录 2
4	24 小时内出入院记录	附录 3
5	出院病情证明书	附录 4
6	病程记录	
7	术前检查报告	
8	医嘱单	
9	患者授权委托书	
10	手术知情同意书	附录 5
11	手术安全核查表	附录 6
12	手术风险评估表	附录 7

续表

序号	病历内容	具体内容
13	手术记录	
14	麻醉前访视单	附录 8，手术前 2 周内评估
15	麻醉同意书等相关文书	
16	特殊器材使用同意书	
17	拒收红包协议	
18	手术清点单	
19	住院患者知情同意书	
20	入院护理评估表	附录 9
21	日间手术出院评估表	附录 10
22	抗生素使用情况表	
23	社保、身份证等	

（一）门诊病历

门诊病历是专科医生评估患者手术可行性的第一手资料，如实记录以说明患者行肺癌日间手术的合理性与必要性，主要内容包括基本信息、主诉、现病史、既往史、个人史、体格检查、相关检查、处理意见及离院建议等（附录 2）。

（二）24小时内出入院记录

国家卫生计生委医疗管理服务指导中心《日间手术管理导则》（2016 版征求意见稿）指出，日间手术患者通常住院时间不超过 24 小时，简化入院记录与出院记录，用 24 小时内出入院记录详细记录患者本次住院的诊疗经过，减少不必要的文书内容（附录 3）。

（三）出院病情证明书

主要包括患者本次住院小结、出院诊断及出院相关医嘱，有助于门诊医生在患者门诊复查时第一时间了解患者本次住院的相关情况。同时，证明书底部附有预约号源的各种方式，便于患者术后就诊（附录 4）。

（四）手术知情同意书

手术知情同意书（附录 5）于术前谈话时签字完成，住院医师需根据此文书告知患者及家属以下内容：

（1）患者的基本情况；

（2）术前诊断；

（3）拟实施的手术方案；

（4）术中、术后可能出现的并发症和意外。

（五）手术安全核查表

根据卫生部办公厅关于印发《手术安全核查制度》（卫办医政发〔2010〕41号），外科医生、护士、麻醉医生需在麻醉实施前、手术开始前和患者离开手术室前对患者身份信息和手术及相关医疗干预进行核查，并分别于《手术安全核查表》上签名（附录6）。

（六）手术风险评估表

主要包括手术切口类型、患者麻醉分级、预计手术持续时间、预计切口愈合等级、手术类别和静脉血栓栓塞风险评估。其中，麻醉方式、麻醉分级（ASA分级）栏目由麻醉医师填写，其余内容由手术医师填写（附录7）。

（七）麻醉前访视与评估单

麻醉前访视单以表格形式呈现，评估内容包括患者现阶段各系统可能存在的麻醉风险。与住院患者术前麻醉评估不同的是，肺癌日间患者通过胸外科医生门诊评估并完成所有术前检查后，术前两周内于麻醉科门诊需进行第1次麻醉评估，并详细地记录于麻醉前访视与评估单。患者通过麻醉评估后方可进行肺癌日间手术预约。手术前，麻醉医生根据麻醉术前访视与评估单对患者进行第2次麻醉评估，确保医疗安全（附录8）。

（八）入院护理评估表

术前护理评估表于入院当天进行评估，同样以表格形式呈现。除患者基本情况和一般情况外，还包括了包括自理能力评估、疼痛评估：

跌倒/坠床风险评估、压力性损伤风险评估、非计划拔管风险评估等专项评估，以准确记录患者术前身体状况，提供针对性护理（附录9）。

（九）日间手术出院评估表

日间手术出院评估表于患者出院当天完成，主要从患者生命体征、自主活动能力、恶心呕吐反应、疼痛程度和出血风险几项进行评估。患者符合出院评估标准后（评分 ≥ 9 分）可办理出院，若不符合出院条件，则转入胸外科病房进行相应医疗干预，以保证患者围手术期安全（附录 10）。

（十）病程记录

相比住院病历，肺癌日间病房所记录病程记录时程较短，若患者因病情变化发生临床路径以外特殊情况（如抢救、非计划手术、转入专科病房等）需退出临床路径，并及时按照《病历书写基本规范》中住院病历要求书写病历。

二、肺癌日间手术书写规范

国家卫生计生委医疗管理服务指导中心《日间手术管理导则》（ 2016 版征求意见稿）中指出，日间手术病历是医务人员在日间手术诊疗活动过程中形成的文字、符号、图表、影像、切片等资料的总和。日间手术病历书写要求原则上依据原卫生部《病历书写基本规范》（ 2010 版），为提高日间手术工作效率，可以制式表单病历代替完整病历，并遵循以下规范：

（1）病历内容一定要客观、准确、真实、可靠，在诊疗活动中不能重治疗、轻病历，不能只做不记，医务人员应当有举证责任意识。

（2）病历记录内容前后一致，不得采用涂、粘、画圈或刮除等方法掩盖或除去原来字迹。

（3）日间手术病历需由手术医师和日间手术病房医师共同完成，主刀医师负责签署手术同意书及其他围手术期医疗文书，应在患者出院后 72h 内到日间手术病房检查、审核病历，并对病历质量负责；门诊病历书写内容包括门诊病历首页、病历记录、化验报告、医学影像检查资料等。病历书写过程中出现错误时，原则上在归档前可以在电子病历系统中进行修改，并保证电子病历和纸质病历内容的一致性。但已打印签名的病历中如果有极个别错字，应当用双线划在错字上，保留原记录清楚、可辨，并注明修改时间，修改人签名。不得采用刮、粘、涂等方法掩盖或去除原来的字迹。病历书写一律使用阿拉伯数字书写日期和时间，采用 24 小时制记录。

（4）医务人员采用账号登录电子病历系统完成书写、审阅、修改等操作并予以提交后，系统应当显示医务人员姓名及完成时间。实习医务人员或未取得医师资格证的住院医生记录的病历，应当由上级医务人员审阅、修改并予确认。上级医务人员审阅、修改、确认电子病历内容时，电子病历系统应当进行身份识别、保存历次操作痕迹、标记准确的操作时间和操作人信息。病历应当符合病历保存的要求，医师签名应字迹清晰，易于辨认。各级临床医护人员应遵照《医疗机构病历管理规定（2013 年版）》《电子病历应用管理规范（2017 年版试行）》的要求执行。

三、小结

随着日间手术数量以及新术式的不断增加，建立统一、简洁、规范的日间手术病历模版，和以病种为基础的专病病历模板是日间手术病历发展的趋势。但是，如何结合国内不同医疗机构的现状制定统一的病历规范、满足不同疾病特征、又能体现医务工作者对患者提供的个性化服务，值得我们进一步研究和思考。

（蒋丽莎　李　珏）

参考文献

[1] 帅冰星, 李志超, 张晓蓉, 等. 四川大学华西医院规范日间手术病历书写的探索与实践[J]. 华西医学, 2019, 34（2）: 145–149.

[2] 刘蔚东, 张乐. 日间手术病历书写规范专家共识（2019年）[J]. 中国普通外科杂志, 2019, 28（10）: 1171–1176.

[3] 潘胜东, 夏萍, 徐莉, 等. 规范日间手术病历书写若干问题的思考[J]. 中华医院管理杂志, 2017, 33（10）: 781–783.

[4] 饶晓燕, 林云, 陈远超, 等. 论简化病历对于推广日间手术的重要性[J]. 医药卫生（全文版）, 2019: 192.

附　录

附录1　四川大学华西医院日间手术临床应用与科研成果

已发表的文献

[1] 加速康复外科：肺癌手术日间化现状与策略

【作者】车国卫

【来源】中国肺癌杂志，2020，23（01），1-4

【摘要】加速康复外科（enhanced recovery after surgery，ERAS）理论、手术器械和治疗病种的变化，均需要重新审视现在的临床治疗观念和操作流程。ERAS理念从兴起到完善，为复杂却风险低的手术日间化提供了理论和技术支持。结合最近的国内外临床实践，以肺癌为例，分析肺癌手术日间化面临的问题与应对策略。从以下几方面论述：一是肺癌患者由住院手术转为日间手术（ambulatory surgery day surgery）的必要性与可行性；二是肺癌手术日间化的团队及平台建设；三是肺癌日间手术操作流程及围手术期管理需要优化；四是利用"分级诊疗－日间手术"模式保障患者安全；五是肺癌日间手术临床应用前景。

【关键词】加速康复外科；日间手术；分级诊疗；肺肿瘤

[2] 加速康复外科和日间手术模式在胸外科中的应用现状及发展前景

【作者】沈诚；常帅；周坤；车国卫

【来源】中国肺癌杂志，2020，23（09），800-805

【摘要】加速康复外科理念联合微创外科技术的临床实施所取得的良好效果体现在降低围手术期并发症的发生率并缩短住院时间，已广泛应用于不同专业的外科领域。日间手术模式的实施可缩短患者等待手术时间，减轻经济负担，对于胸外科而言，在医院等待的时间越短，越有利于患者身体以及心理恢复。随着微创技术和加速康复流程的广泛实施，加速康复外科在胸外科手术中的应用使部分胸外科手术在日间病房完成成为可能，同时日间胸外科手术也是加速康复外科理念实施的集中体现。本文就加速康复外科在胸外科手术领域的应用现状和日间手术模式在我国的发展前景作一综述。

【关键词】加速康复外科；日间手术；胸外科；围手术期

[3] 肺癌日间手术操作流程与临床应用效果分析

【作者】董映显；朱道君；车国卫；刘伦旭；周坤；朱涛；马洪升

【来源】中国肺癌杂志，2020，23（02），77-83

【摘要】背景与目的了：日间手术的种类和数量在不断扩大，部分经过选择的肺癌患者进行日间手术，临床效果如何？基于加速康复外科（enhanced recovery after surgery，ERAS）理念和外科微创技术，探索肺癌患者日间手术的操作流程及其临床应用效果。方法：选取 2019 年 6 月至 2019 年 11 月四川大学华西胸外科单个医疗组连续收治行肺手术患者 150 例，最终纳入研究患者 48 例，其中住院手术（inpatient surgery group，ISG）患者 28 例和日间手术患者（day surgery group，DSG）20 例。分析两组患者平均住院日、住院费用及并发症等。结果：平均住院日在日间手术组（1 d）显著低于住院手术组（7.7±2.8）d（$P=0.000$）；平均住院费用在日间手术组（38 297.3±3 408.7）\$ 显著低于住院手术组（47 831.1±7 376.1）\$（$P=0.000$）。术后总体并发症发生率在日间手术组（5.0%）与住院手术组（3.6%）差异无统计学意义（$P=0.812$）。术后总体不良反应发生率日间手术组（10.0%）与住院手术组（17.9%）差异无统计学意义（$P=0.729$）。结论：经过选择的肺癌患者行日间手术是可行的且能够加速康复。

【关键词】日间手术；住院手术；加速康复；肺癌

[4] 日间手术模式下胸腔镜手术治疗肺结节的安全性分析

【作者】蒋丽莎；詹丽莉；沈诚；周坤；车国卫；马洪升

【来源】华西医学，2020，35（02），152-155

【摘要】目的 探讨日间手术模式下胸腔镜手术治疗肺结节的安全性。方法 回顾性分析 2019 年 6 月—11 月于四川大学华西医院接受日间手术模式下胸腔镜手术的肺结节患者的临床资料。观察患者的基本情况、手术时间、术中出血量、安置胸腔引流管时间、术后疼痛评分、住院费用、术后并发症。并于术后第 2、3、30 天进行电话随访（术后第 1 天指手术次日）。结果 共纳入患者 29 例，男 5 例，女 24 例；均顺利完成手术，按计划出院。29 例患者平均手术时间为（78.14±16.37）分钟，平均术中出血量为（38.15±23.04）mL，平均胸腔引流管安置时间为（577.45±233.70）分钟。术中均无中转开胸、大出血发生，术后 6 小时疼痛数字评分为（2.10±0.56）分钟，平均住院费用为（33 600±4 611）元。术后发生气胸 2 例、尿潴留 1 例、心率增快 1 例、持续咳嗽症状 9 例。术后第 30 天电话随访，患者气胸、心率增快、尿潴留均无复发，咳嗽症状明显好转。无术后 30 天内日间手术相关严重并发症或死亡发生。结论 日间手术模式下胸腔镜手术治疗肺结节是安全、有效和可行的。

【关键词】胸腔镜手术；日间手术；非小细胞肺癌

[5]胸腔镜肺结节日间手术患者精细化管理效果研究

【作者】张黎；刘洋；黄明君；戴燕；蒋丽莎；车国卫

【来源】华西医学，2021，36（02），183–189

【摘要】目的：探讨胸腔镜肺结节日间手术患者围手术期精细化管理的效果。方法：回顾性分析 2019 年 6 月至 2020 年 10 月四川大学华西医院日间手术中心收治的胸腔镜肺结节日间手术患者，收集手术量、患者一般资料，分析：患者术后管道管理、疼痛管理、饮食管理方面的精细化管理效能，以及术后随访及满意度调查情况。结果：共纳入 162 例胸腔镜肺结节日间手术患者，其中正常拔管出院的 150 例患者术后安置胸腔引流管时间为 5 ~ 22 小时，平均（10.88 ± 3.54）小时。单因素和多因素 logistic 回归分析结果显示，性别、年龄、手术方式、术后即刻疼痛评分与延迟拔出胸腔引流管（安置胸腔引流管时间 > 10 小时）无相关性（$P > 0.05$）。术后疼痛数字评分最低为 0 分（无痛），最高为 4 分（中度疼痛）。术后 12 例（7.4%）患者转科，2 例（1.2%）患者留置尿管，11 例（6.8%）患者非计划再就诊，6 例（3.7%）患者非计划再入院，患者满意度调查均为满意。结论 在日间手术胸腔镜肺结节患者中实施精细化管理，患者在出院前能拔除引流管，术后无严重疼痛发生，随访满意度好。

【关键词】电视胸腔镜手术；肺结节；日间手术；精细化管理

[6]中国日间手术未来发展愿景

【作者】蒋丽莎；宋应寒；马洪升

【来源】华西医学，2021，36（02），141–143

【摘要】日间手术在中国虽然起步较晚，但发展势头强劲。由于日间手术自身的优越性，加之新医疗卫生体制改革的要求和国家政策层面的推动，近 10 年来已有上千家医院开始尝试这种创新的手术管理模式，俨然呈现出一幅百花齐放、争芳斗艳的景象。但目前我国日间手术尚缺乏统一的管理规范，还存在定义不统一、内涵不一致、管理模式混杂等诸多实际问题，日间手术在我国的健康可持续发展还依赖于国家层面制定的统一管理规范。该文结合国内外日间手术的发展历程，浅谈对中国日间手术未来的憧憬和展望。

【关键词】日间手术；临床路径；结构 – 过程 – 结果理论；医院管理

[7]日间手术患者满意度评价量表的编制

【作者】王彦霁；刘洋；骆洪梅；戴燕

【来源】华西医学，2021，36（02），225-229

【摘要】目的：研制日间手术患者满意度评价量表，并检验其信效度，为日间手术患者满意度评价提供科学有效的工具。方法：采用文献回顾法形成条目池，结合专家评议法形成初始版量表，然后进行预调查，检验后修改得到暂定版量表，再通过便利抽样选取 2019 年 6 月 15 日至 7 月 15 日出院的 290 例日间手术患者进行调查，检验量表的信度和效度。结果 最终形成含有 3 个阶段（院前、住院、出院随访）、3 个维度（医务人员评价、医疗服务评价、环境和流程评价）、40 个条目的日间手术患者满意度评价量表。正式调查后得到量表总体 Cronbach α 系数为 0.980，Spearman-Brown 系数为 0.933，Guttman 分半系数为 0.932，内容效度为 0.87~1.00。结论 编制的日间手术患者满意度评价量表具有较好的信度和效度，可作为日间手术患者的测评工具并应用于临床实践。

【关键词】日间手术；满意度评价；信效度检验

[8] 日间手术护理质量敏感指标体系的构建

【作者】张雨晨；戴燕；宋应寒

【来源】华西医学，2021，36（02），220-224

【摘要】目的：对日间手术护理质量敏感指标进行研究，从而构建系统、科学、敏感的指标体系，为日间手术护理质量评价和全面的质量管理提供科学依据。方法：计算机检索万方、中国知网、维普、PubMed、Web of Science 数据库，检索时间为建库至 2019 年 7 月 15 日，并以结构 – 过程 – 结果三维质量评价模式为理论依据，采用德尔菲法针对 5 家三级甲等医院的日间手术相关护理专家进行 2 轮专家函询，整理函询结果，获得专家一致性意见，以确定日间手术护理质量敏感指标。结果：共 20 名护理专家参与问卷调查。专家函询最终确定的评价指标包括 1 项结构指标、9 项过程指标、4 项结果指标。结论：构建日间手术护理质量评价标准，不仅体现了日间手术护理管理工作的内涵，还对专科护理管理工作提出了明确的要求和质量标准，具有较高的可靠性和科学性，可操作性强，能有效提升日间手术护理管理质量和服务水平。

【关键词】日间手术；护理管理研究；质量指标；德尔菲法

[9] 四川大学华西医院日间手术医院感染管理规范

【作者】赵晓燕；黄明君；乔甫；戴燕；宋应寒；马洪升

【来源】华西医学，2021，36（02），152-155

【摘要】日间手术模式目前在国内得到大量开展，患者周转快，对医院感染管理提出更高要求，因此需要有针对日间手术病房的医院感染管理规范。四川大学华西医院日间手术病房经过 10 年沉淀，在医院感染管理部的指导下，不断研究探索适合日间手术病房的医院感染管理制度，以保障患者快速周转，使医院感染管理符合国家标准。该制度包括患者管控、环境管控、医务人员注意事项、患者手术部位感染数据收集、医院感染督查指标等。

【关键词】日间手术；医院感染；管理规范

[10] 我国日间手术质量与安全管理理论框架的多层次多维度全景重构

【作者】李志超；马洪升；杨建超；宋应寒；郭钊侠

【来源】中国卫生事业管理，2020，37（09），644-646

【摘要】日间手术改变传统择期手术的就医流程，其质量与安全问题日趋凸显。然而，我国对于日间手术质量与安全的理论研究尚属空白，为此，本研究通过对国内外相关研究文献的梳理与计量，针对日间手术质量与安全的内涵、日间手术质量与安全管理的关键要素识别、医疗质量与安全的相关理论与方法和日间手术质量与安全的保障体系进行系统的解析，研究旨在构建形成符合我国日间手术质量与安全管理特点的理论与实践体系，抑制日间手术质量与安全事件的发生，实现日间手术在业内健康有序的发展奠定理论与实践基础。

【关键词】日间手术；结构 – 过程 – 结果理论；医疗质量；安全保障体系；根因分析

[11] 日间手术患者对围手术期管理移动医疗手机应用软件需求的调查分析

【作者】王煜；马洪升；戴燕；唐孟言；刘洋

【来源】中国护理管理，2020，20（08），1236-1241

【摘要】目的：通过调查日间手术患者对围手术期管理移动医疗手机应用软件的需求并分析在患者中是否存在差异，为后期日间手术围手术期管理移动医疗手机应用软件的构建提供数据支撑及设计建议。方法：于 2018 年 6~10 月，采用方便抽样法选取 300 名日间手术患者，采用自制调查问卷对其进行围手术期管理移动医疗手机应用软件的需求及差异情况调查。结果：日间患者对"在线咨询"功能需求高，不同手术类型患者对术后移动医疗手机应用软件随访时间及健康教育内容需求不同。患者的年龄不同（$F=8.240$，$P < 0.001$）、职业不同（$F=5.561$，$P < 0.001$）、学历不同（$F=6.894$，$P < 0.001$）、每天使用手机的时间不同（$F=5.613$，$P=0.004$）、以往使用移动医疗手机应用软件的情况不同（$F=6.215$，$P=0.002$）及下载移动医疗手机应用软件的数目不同（$F=4.073$，$P=0.007$）、手术类型不同（$F=4.911$，$P=0.001$），对围手术期管理移动医疗手机应用软件的需求不同。结论：随着 5G 时代到来，移动医疗已成为医疗行业未来发展的一大热点与趋势，医疗人员需要与时俱进，前瞻性意识到移动医疗的未来发展趋势及重要性，促进信息技术与临床工作结合，为患者提供更加便利的医

疗服务。

【关键词】日间手术；围手术期；移动医疗手机应用软件；需求

[12] 日间手术绩效管理体系的探索与实践

【作者】宋文洁；文黎敏；王军；马洪升

【来源】华西医学，2020，35（02），141-145

【摘要】日间手术作为一种先进的诊疗模式在国外广泛开展，在我国虽然起步较晚，但近年来也被医疗卫生行业逐步重视并得到了大力推广。日间手术在医院的有效开展离不开绩效管理体系的有力支撑。该文通过介绍四川大学华西医院推进日间手术模式发展的绩效管理经验，探讨如何基于质量管理体系的结构－过程－结果3个维度，在医院、科室、岗位3个层面，通过3个机制即日间手术的管理委员会机制、运营管理机制和绩效考核分配机制，构建与运营管理深度融合的全过程日间手术绩效管理体系，为日间手术在国内的推广发展提供借鉴。

【关键词】日间手术；绩效管理；运营管理

[13] 日间手术评价与监控指标初探

【作者】蒋丽莎；马洪升

【来源】华西医学，2019，34（02），202-205

【摘要】在国家助力日间手术发展和确保患者医疗质量安全的背景和前提下，精细化管理是日间手术发展的重要趋势。四川大学华西医院作为国内最早开展日间手术的医疗机构之一，迄今已开展日间手术近10年，累计服务近14万名患者。在此实践经验基础之上，四川大学华西医院总结出5个维度共26个评价与监控日间手术经济学效益和质量安全的指标，包括投入产出指标、效率效能指标、患者体验指标、医疗质量安全指标和手术难易程度评估指标，旨在探索与构建我国日间手术评价与监控体系，促进日间手术稳步发展，提高工作效能，践行国家提出的将日间手术作为改善医疗服务行动计划。

【关键词】日间手术；精细化管理；医疗质量；评价指标

[14] 四川大学华西医院日间手术入院前管理规范

【作者】蒋丽莎；谢晓兰；戴燕；马洪升

【来源】华西医学，2019，34（2），133-136

【摘要】四川大学华西医院根据近10年来开展日间手术的实践和总结制定了日间手术管理规范.该文主要介绍了四川大学华西医院日间手术入院前管理规范，涉及人员及术式的管理规范、入院前工作流程规范、入院前健康教育规范、预约手术与协调排程规范、手术通知规范，旨在与业界同行交流分享经验的同时，为规范的推广和日间手术的发展、安全的日间手术管理模式的构建提供理论依据和实践指导．

【关键词】日间手术；入院前管理；规范

[15] 四川大学华西医院日间手术出院后管理规范

【作者】刘洋；张一敏；王小成；王煜；马洪升

【来源】华西医学，2019，34（2），137-139

【摘要】近年来，日间手术在国内发展迅速，保障日间手术患者出院后的医疗质量与安全尤为重要，然而国内尚未有出院后医疗质量安全保障方面的规范、指南或政策性文件出台．四川大学华西医院作为国内最早规范化开展日间手术的医疗机构之一，通过总结日间服务中心规范化开展日间手术的近 10 年经验，目前制定了日间手术出院后管理规范，其主要内容包括出院评估、出院指导、出院后随访以及应急预案等．该文对四川大学华西医院日间手术出院后管理规范进行了介绍，以期为全国日间手术患者的出院后管理提供参考依据．

【关键词】日间手术；出院后；管理；规范

[16] 日间手术：一种富有挑战性的手术管理模式

【作者】马洪升

【来源】华西医学，2019，34（02），113-115

【摘要】日间手术模式对手术医生、麻醉医生、护理人员和管理者都是一个挑战，不论是集中管理模式还是分散管理模式都必须进行规范化管理，将加速康复外科理念、信息化管理理念融入其中，建立一整套保障患者质量和安全的措施，只有这样才能使日间手术这个新生事物健康可持续发展。

【关键词】日间手术；管理模式；质量安全；规范化管理

[17] 四川大学华西医院规范日间手术病历书写的探索与实践

【作者】帅冰星；李志超；张晓蓉；汪勇；马洪升；戴燕；陈敏；李大江

【来源】华西医学，2019，34（02），145-149

【摘要】日间手术模式的推广，改变了传统住院手术流程，并对医疗质量管理者提出了更高的要求。因此医疗机构需要有与其配套的医疗文书记录、管理规范。四川大学华西医院医务部、日间服务中心不断研究、探索适合日间手术模式诊疗特点的病历书写基本规范，以保证医疗质量、简化医疗文书的书写工作。四川大学华西医院日间手术病历书写的新规范不仅满足病历书写的基本要求，还进一步规定病历的内容细节，增加病历考核的评分细则等；而且，新的规范积极探索日间手术病历质量的管理模式，例如，通过院科两级管理模式，设置病历质量监控员岗位，调动临床科室、日间服务中心的工作积极性，来规范医务人员病历书写行为，从而保证病历质量。

【关键词】日间手术；病历书写；质量控制；管理规范

[18] 四川大学华西医院日间手术患者管理模式初探

【作者】苑伟；雷甜甜；文茂瑶；张雨晨；李大江；陈敏；陈相军；张磊；马洪升

【来源】华西医学，2019，34（02），188–192

【摘要】四川大学华西医院日间服务中心自 2009 年成立以来，秉承以患者为中心的服务理念，不断改进管理模式，逐渐完善服务流程，以保证医院的医疗质量和安全，优化医疗资源的利用。该院针对日间手术管理制定了完善的患者准入制度、手术医师资格准入、规范的预约流程和应急预案，与传统住院手术相比，患者入院流程、术者职责、护理环节均有相应改变。该文旨在介绍目前四川大学华西医院日间手术管理模式，通过在实践应用中的相互比较、相互作用，结合实际情况，讨论集中管理和分散管理的临床应用，探索适用性高、更加符合我国国情的日间手术模式。

【关键词】日间手术；管理模式；集中；分散

[19] 四川大学华西医院日间手术临床路径管理基本规范

【作者】张磊；王小成；赵晓燕；刘洋；陈敏；马洪升；苑伟；李大江

【来源】华西医学，2019，34（02），150–154

【摘要】日间手术作为国际、国内备受关注的医疗服务模式，在创新性及为医院管理带来实际效益等方面，均越来越多地受到医院管理者的重视。但从标准化管理的角度而言，其尚缺乏一定的指导规范。该文对四川大学华西医院日间手术临床路径管理总体规范进行介绍，从管理基本模式、相对标准化临床路径服务资料包的制定、实施要点、术后管理要点等方面作规范性论述，以期为后续研究提供参考依据，并期望提供一定的标准模式为临床路径管理实践提供借鉴和参考。

【关键词】日间手术；临床路径管理；规范

[20] 日间手术患者当日取消手术原因分析及改进建议

【作者】李诗涵；刘芳；杜姣姣；宋应寒；刘洋；蒋丽莎；马洪升；戴燕

【来源】中国卫生质量管理，2019，26（04），45–47

【摘要】目的：分析日间手术患者当日取消手术的原因，制定整改对策，以提高医疗质量。方法：通过医院信息系统收集 2012 年 1 月至 2017 年 12 月期间日间手术病房当日取消手术患者的临床资料，分析取消手术的原因并通过电话、短信及微信等方式进行随访了解其转归。结果：2012—2017 年日间手术病房当日取消手术例数整体上逐年下降。各科室中，乳腺外科当日取消率最高（5.43%），其次为消化内科（5.22%）、胃肠外科（4.02%）、眼科（3.24%）。取消原因以患者因素为主（41.26%），其次为医疗因素（30.26%）、管理因素（28.48%）。随访结果显示，当日取消手术的患者中，超过半数延期手术（51.51%），少数（11.43%）转院，另 34.87% 患者随访期内未进行手术。结论：应通过对患者加强健康宣教，强化医护人员责任心，完善医院管理制度和流程等措施，进一步降低日间手术当日取消率。

【关键词】日间手术；当日取消；原因分析；持续质量改进；医疗质量

[21] 四川大学华西医院日间手术质量和安全管理规范

【作者】陈相军；宋应寒；陈敏；李大江；曾勇；苑伟；马洪升

【来源】华西医学，2019，34（2），155-158

【摘要】日间手术作为一种新型的诊疗模式，在国外备受推崇．其在中国虽然起步较晚，但由于日间手术模式住院时间短和住院费用较少等优势，已经在我国部分大型医院逐渐得到推广和应用．日间手术管理要求患者从入院、手术至出院全过程在 24 小时以内完成，因此保证日间手术的医疗质量及患者安全成为影响日间手术可持续发展的首要因素。该文对四川大学华西医院制定的日间手术质量和安全管理规范进行了介绍，以规范和推进日间手术的应用，进一步提高日间手术医疗质量与安全管理的质量．

【关键词】日间手术；医疗质量；患者安全；管理规范

[22] 日间手术患者入院后术前等待时间调查分析与对策

【作者】张晓蓉；宋应寒；刘茜；戴燕

【来源】四川生理科学杂志，2018，40（03），197-199

【摘要】目的：调查管理日间全麻手术患者术前等待时间，提升患者就医体验。方法：采用非同期对照实验对 2016 年 3 月 228 例（对照组）及 2016 年 5 月 182 例（观察组）日间手术中心进行手术的患者进行调查，3 月手术患者进行常规护理流程，5 月手术患者进行改进护理流程，所有患者术前均统一登记等待时间表。结果：采取干预措施后患者术前等待平均时间从 3.39 ± 2.06 小时，缩短到 2.68 ± 1.93 小时（$P < 0.05$）；出院 28 天随访患者满意度由 98.30% 提升到 99.99%（$P < 0.05$）。结论 改进护理流程需医护密切配合，可优化患者就医环节，提高工作效率，缩短日间手术患者无效术前等待时间，值得临床推广。

【关键词】日间手术；术前等待时间；分析；对策

［23］日间手术患者延续性护理服务需求调查

【作者】赵延慧；李晓玲；戴燕；傅文静；唐孟言

【来源】护理学杂志，2018，33（09），88-91

【摘要】目的：了解日间手术患者对延续性护理服务的需求，为开展延续性护理服务提供参考。方法：采用自制延续性护理服务需求调查问卷，对日间手术病房 6 种常见手术的 288 例后患者进行调查。结果：日间手术患者对延续性护理服务需求总分（2.88±0.79）分，需求前 3 位的条目为伤口自我观察和护理指导（2.93±0.81）、复诊方式指导（2.89±0.86）、预防疾病复发指导（2.88±0.86）分；不同类型日间手术患者的延续性护理服务需求有一定的差异（$P < 0.05$，$P < 0.01$）。对电话随访的需求最高（87.2%），服务提供者为医生的需求占 68.4%，29.5% 的患者期望出院后 24 小时内得到首次延续性护理服务。结论：日间手术患者对延续性护理服务有较高的需求，且需求内容与手术类型有一定的关系。应根据患者的需求提供多形式、分层级、个体化的服务，增加医生的参与度，医护协同为患者提供高质量的延续性护理服务。

【关键词】日间手术；延续性护理；需求；电话随访

［24］日间手术的管理

【作者】马洪升

【来源】华西医学，2017，32（04），481-482

【摘要】日间手术是指患者在 1 天（24 小时）内入、出院完成的手术或操作。换句话说日间手术就是通过改变医院的服务流程和管理模式，使过去需要住院几天的手术患者在 1 天内就出院的手术管理模式，它是一种特殊的择期住院手术。由于日间手术可以缩短患者入院前等待及住院时间，提高床位利用率，降低医疗费用，促使国内外越来越多的医疗机构开始尝试。日间手术的术前检查内容和手术操作过程与传统手术无异，关键是在管理上不同于传统手术。它涉及流程管理、绩效管理、质量安全管理和临床路径管理等多方面的内容。本期日间手术管理专题对日间手术管理的诸多方面均有涉及。

【关键词】日间手术；管理；医疗质量；医疗安全；临床路径

［25］四川大学华西医院日间手术护理规范

【作者】戴燕；张雨晨；马洪升

【来源】华西医学，2017，32（11），1693-1695

【摘要】近年来日间手术在国内得到大力推广，然而国内的日间手术尚处于发展阶段，日间手术护理更是处于探索阶段。四川大学华西医院日间手术中心作为最早规范化开展日间手术的医疗机构之一，制定了日间手术护理规范。该文通过介绍四川大学华西医院日间手术护理入院前、住院期间及出院后的护理规范，以期为全国日间手术护理的规范化开展提供参考依据。

【关键词】日间手术；护理；规范

[26] 提升我国日间手术管理水平的思考与建议

【作者】林夏；马洪升；王琪；孟宏伟；王笛；白飞

【来源】中国医院管理，2017，37（07），41–42

【摘要】分析了我国日间手术的现状、存在的问题，从建立高效顺畅的日间手术服务流程、确保日间手术质与量的平衡发展、完善日间手术医疗服务链、建立日间手术评价体系、完善日间手术医保支付方式以及开展日间手术能力审核6个方面，为提升我国日间手术管理水平提供建议。

【关键词】日间手术；管理模式；政策建议

[27] 日间手术医院 – 社区一体化服务模式改进效果分析

【作者】赖小琴；宋应寒；马洪升；戴燕

【来源】华西医学，2017，32（11），1689–1692

【摘要】目的：探讨改进后的日间手术医院 – 社区一体化双向转诊服务模式的应用效果。方法：四川大学华西医院日间手术中心于 2014 年 5 月开始构建日间手术患者医院 – 社区一体化服务模式，应用于成都市成华区、武侯区、锦江区社区卫生服务网络机构。2017 年 3 月对该模式进行一系列改进，包括专人负责转诊、开展社区巡讲、邀请医院专家联合社区义诊等。回顾分析并对比改进前（2016 年 3 月）与改进后（2017 年 3 月）同期社区下转患者接收率、社区患者满意度以及改进前（2016 年 3—6 月）与改进后（2017 年 3—6 月）向上转诊量。结果：社区转诊接收率从 2016 年 3 月的 81.3% 上升至 2017 年 3 月的 99.1%，社区患者术后满意度调查从 2016 年 3 月的 95.4% 提高到 2017 年 3 月的 100.0%，改进前后差异有统计学意义（$P < 0.05$）。社区向上转诊患者数量由 2016 年 3—6 月的 0 人上升至 2017 年 3—6 月的 23 人。结论：改进后的日间手术医院 – 社区一体化医疗服务模式优化了日间手术预约流程，不仅给患者带来了方便，还有效地调节了有限医疗资源的合理配置，推动了国家分级诊疗制度的落实。

【关键词】日间手术；医院 – 社区一体化服务；双向转诊；运行效果

[28] 华西医院日间手术快速康复（ERAS）规范

【作者】马洪升；程南生；朱涛；叶辉；黄鲁刚；戴燕；刘飞；李志

超；刘洋

【来源】中国胸心血管外科临床杂志，2016，23（02），104-106

【摘要】日间手术是一种按计划住院、手术，经过短暂的康复后于术后24 h内出院的手术模式，最早由苏格兰小儿外科医生Nicoll在1909年报道。近30年，由于微创外科技术的快速发展，日间手术已经作为一种较为成熟的手术模式，在世界范围内迅速发展，在提高医疗资源使用效率、降低患者医疗费用方面发挥了积极的作用。在欧美国家，日间手术占择期手术的80%以上。近10年国内日间手术在上海、四川、北京等地广泛开展，华西医院的日间手术量已占择期手术的22%左右，包括普外科、小儿外科、胸外科、泌尿外科、眼科、耳鼻喉科等十余个科室。

【关键词】日间手术；快速康复；规范；麻醉管理；恶心呕吐管理

[29] 四川大学华西医院日间手术患者延迟出院原因分析

【作者】刘洋；李志超；马洪升

【来源】中国循证医学杂志，2016，16（04），383-386

【摘要】目的：分析日间手术病房患者延迟出院原因，为日间手术出院管理质量监控提供依据。方法：回顾性分析四川大学华西医院日间手术病房2012年4月至2014年8月期间日间手术患者的资料，评价延迟出院患者的原因。结果：共纳入14 560例患者，其中81例患者延迟出院，14 479例患者正常出院，延迟出院率为0.56%（81/14 560）。单病种延迟出院率依次为胆囊结石2.13%（37/1 737），下肢静脉曲张手术1.91%（11/576），胃肠息肉切除术0.33%（11/3 325），腹股沟疝修补术0.63%（9/1 424），声带息肉切除术0.21%（4/1 879），乳腺包块微创切除术0.11%（2/1 761），胆道镜检查0.06%（1/1 563）和其他手术0.26%（6/2 295）。延迟出院患者和正常出院患者在年龄和性别上差异无统计学意义（$P > 0.05$）。延迟出院患者和正常出院患者在手术方式改变、术后并发症、麻醉因素和患者自身因素四个方面差异具有统计学意义（$P < 0.05$）。结论：手术方式改变、术后并发症、麻醉因素和患者自身因素与日间病房患者延迟出院有关。严格把握日间手术患者手术和麻醉适应证，加强患者入院宣教，让患者心理充分接受日间手术，提前预防患者术后可能出现的并发症，能更好地保障日间手术患者医疗质量与安全。

【关键词】日间手术；医疗质量；医疗安全；延迟出院

[30] 社区医院延续性护理对日间手术患者护理需求满足效果分析

【作者】李诗涵；杜姣姣；戴燕；马洪升

【来源】华西医学，2016，31（04），615-618

【摘要】　目的：探讨社区医院延续性护理对日间手术患者护理需求的满足效果。方法：选择 2012 年 4 月 –2015 年 3 月在日间手术病房住院的 60 例患者，按入院顺序分为对照组与观察组，每组各 30 例患者。对照组予以健康指导，观察组给予延续性护理，两组患者均进行问卷调查，总结患者术后护理需求，分析不同护理方式对患者护理需求的满足情况，采用生活质量问卷调查表（QLQ–C30）评价两组患者术后 1、3 个月生活质量的变化，统计两组患者术后并发症发生情况，采用改良巴氏指数表评定患者术后 1、3 个月日常生活能力的变化。结果：日间手术患者对术后切口护理、换药，术后用药，饮食指导，术后指导，健康教育等方面护理需求高，对口腔、管道护理，理疗等需求低。观察组患者对护理服务的满意率为 96.7%，对照组患者对护理服务的满意率为 66.7%，两组比较差异有统计学意义（$P < 0.05$）。观察组患者术后切口渗血、愈合不良、感染、尿潴留等并发症的合计发生率低于对照组，差异有统计学意义（$P < 0.05$）。观察组患者术后 1、3 个月生活质量评分均高于对照组，差异有统计学意义（$P < 0.05$）。观察组患者生活自理能力优于对照组，差异有统计学意义（$P < 0.05$），完全自理比例高于对照组，轻度缺陷比例低于对照组。结论：采用社区医院延续护理，可提高日间手术患者对护理服务的满意度，改善患者生活质量，促进其术后恢复。

【关键词】　日间手术；延续护理；护理需求；生活质量

[31] 快速康复外科理念在日间手术中的实践

【作者】　马洪升；蒋丽莎；刘洋；李志超

【来源】　中国普外基础与临床杂志，2015，22（11），1384–1385

【摘要】　日间手术是一种按计划住院、手术，经过短暂的康复后于 24 小时内出院的一种手术模式，该模式在国外已经有 100 多年的历史了，最早是由苏格兰的小儿外科医生 Nicoll 报道。近二三十年在欧美国家得到了迅猛发展。已占其择期手术的 80% 以上。国内近 8 年在上海、四川、北京等地大幅开展。华西医院、上海仁济医院的日间手术量亦达到其择期手术的 22% 左右。日间手术近年在国内外能得以大力发展主要是由于医疗技术尤其是微创技术的大力发展为日间手术的实践提供了技术上的保证，其次是由于全世界各个国家的卫生系统均面临着民众日益增长的健康需求与医疗资源相对不足的矛盾，为了解决这个矛盾就必须提高医疗资源的使用效率，减少患者在医院的住院时间或开展家庭病床，日间手术模式就是措施之一。近几十年来快速康复外科（fast track surgery，FTS）理念的提出进一步加速广日间手术的发展 FTS 是 2001 年由 Wilmore 等率先提出的，其定义是采用有循证医学证据的围手术期处理的一系列优化措施，以减少手术患者的生理及心理的创伤应激，达到快速康复。江志伟等 151 率先在国内引入 FTS 理念，在胃肠外科领域的实践中取得了很好的效果。华西医院日间手术中心于 2010 年将 FTS 引入到日间手术领域，通过实践证明，FTS 对日间手术患者的安全及恢复质量起到了重要作用。现拟就华西医院如何将 FTS 融入日间手术领域的情况介绍如下。

【关键词】 日间手术；华西医院；择期手术；术后恶心呕吐；快速康复外科理念；术前禁食

[32] 日间手术流程再造及管理模式优化研究

【作者】 白雪；马洪升；戴燕

【来源】 华西医学，2015，30（05），842–845

【摘要】 中国日间手术在概念界定、发展模式及管理流程等方面均与国外日间手术存在差异，在中国国内不同区域内日间手术管理模式亦体现出差异化，在国外日间手术服务流程及管理模式基础上结合中国医疗环境特点，探索日间手术模式，再造、优化现有的日间手术管理模式，为日间手术的高效、安全运行提供科学的管理流程，并对不同管理模式下的日间手术效益及效率进行对比研究并提供决策支持，从而为日间手术管理模式提供决策参考。

【关键词】 日间手术流程；流程优化；管理模式

[33] 个体化健康教育在日间手术患者中的应用

【作者】 赖小琴

【来源】 华西医学，2015，30（05），814–816

【摘要】 目的：对日间手术患者展开健康教育，帮助患者手术顺利进行，促进患者早日康复，提高护理工作质量及满意度。方法：选取 2013 年 1—5 月 1 888 例日间手术患者作为对照组，2014 年 1—5 月 2136 例日间手术患者作为试验组。对照组采用常规护理模式进行健康教育，试验组通过术前、术后的健康教育及出院后电话随访 3 种方法全面展开健康教育。结果：试验组患者的爽约率、再就诊率、满意率分别为 0.28%、0.94%、94.71%，对照组分别为 3.50%、3.07%、90.20%，差异均有统计学意义（$P < 0.001$）。结论：通过对日间手术患者开展个体化健康教育，保证了日间手术患者手术顺利进行，促进了患者术后伤口尽快恢复，提高了日间手术病房的护理工作质量及患者满意度。

【关键词】 健康教育；日间手术；护理质量；满意度

[34] 日间手术护理发展现状

【作者】 戴燕；马洪升

【来源】 华西医学，2015，30（05），801–803

【摘要】 中国是人口大国，医疗资源供需严重失衡，用大约 3% 的世界卫生资源来解决近 20% 的世界人口的医疗卫生健康问题，加之人群主动求医需求急剧增长，导致人们无论疾病轻重多采取择优求医，直接导致"看病贵、看病难"的严重社会问题，创新的多维医疗、新的手术模式受到越来越多的关注，其中日间手术模式受到广泛关注。

【关键词】日间手术；快速康复；护理；现状

［35］中外日间手术发展对比研究及展望

【作者】白雪；马洪升；罗利

【来源】中国医院管理，2014，34（05），35-37

【摘要】微创技术的发展、疼痛控制及麻醉技术的进步推进日间手术不断发展，我国日间手术仍处于起步阶段，与发达国家有较大差距，且因我国医疗环境与国外的迥异，导致日间手术在概念界定、日间手术发展模式、开展术式及手术量等各个方面均与国外日间手术存在差异性。通过阐述国内外日间手术发展趋势，对比我国与国外在日间手术发展领域存在的差异，对于结合自身特点、进一步推进我国日间手术发展具有重要的指导意义。

【关键词】日间手术；概念界定；发展模式；开展术式

［36］日间手术医院社区一体化协作网的建立及管理

【作者】郭晶；刘素珍；李继平；马洪升；戴燕

【来源】中华护理杂志，2013，48（11），986-988

【摘要】目的：建立医院社区一体化服务协作网，为日间手术患者提供出院后的后续治疗护理，解除患者后顾之忧，保障医疗安全。方法：对医院所辖区域内的 13 家社区医疗机构的 150 名医务人员进行日间手术知识和无菌换药技术培训，建立转诊制度，完成服务质量评价，实现双向转诊。结果：从 2012 年协作网建立至今，医院通过协作网向社区转诊患者 124 例，社区居民通过协作网顺利预约并实施日间手术者 10 例，各社区网点向患者提供切口换药服务 73 次，通过住院、入户、门诊、电话随访等多种服务方式，提供康复及复诊指导服务 261 次；97 例患者接受了一体化服务的满意度调查，患者的总满意度为 85.4%，对切口处理、康复指导、复诊服务及医疗护理服务的满意度分别为 88.9%、88.5%、70.5%、93.6%。结论：协作网的建立，在一定程度上减轻了患者多次往返医院进行切口换药、预约手术的负担，降低了日间手术患者因自身知识不足、住院时间短而引起的术后忧虑；通过培训和交流，提高了社区医务人员的理论知识和基本技能，加强了综合医院和社区医疗机构的沟通合作，形成医院、社区、患者三赢的局面。

【关键词】外科手术；小；医院；社区网络；社区卫生服务

［37］日间手术患者延伸服务模式构建与实践

【作者】刘素珍；李继平；郭晶；戴燕；马洪升

【来源】中国护理管理，2012，12（9），5-7

【摘要】 日间手术服务因其能有效降低医疗费用，缩短患者住院天数，促使有限的医院资源得以充分利用等优势，已经成为外科治疗的重要方式。在欧美地区日间手术量已占择期手术的 80%～90%，2005 年我国开始引入日间手术，随后在国内部分医院中陆续开展。华西医院于 2009 年 10 月启动日间手术服务，至 2011 年 10 月手术量已超过 1.6 万台，在择期手术中所占比例从第一年的 8% 增长到第二年的 16%，且患者的需求还在日益增长。然而在日间手术服务不断推进的同时，也显露出一些问题，特别是患者出院后的安全问题显得尤为突出，在一定程度上制约了日间手术的进一步发展。

【关键词】 日间手术；手术患者；服务模式；择期手术；医院资源；手术量；增长；医疗费用；外科治疗；欧美地区；华西医院；安全问题；住院；制约；缩短；启动；国内；程度

[38] 日间手术治疗模式国内外发展简述

【作者】 马洪升；戴燕
【来源】 中国医院管理，2012，32（01），47-48
【摘要】 日间手术治疗模式的发展趋势日间手术（day surgery）亦称非住院手术（ambulatory surgery）、当日归宅手术，是指手术患者在入院前做完术前检查、麻醉评估，然后预约手术时间，当日住院，当日手术，24 小时内出院的一种手术模式。此种模式最先由苏格兰儿外科医生 Nicoll 于 1909 年报道，由于当时医学界对这种模式未予肯定和支持，使之发展缓慢，到 20 世纪五六十年代 Nicoll 的观点才被慢慢接受，并不断发展。从 20 世纪 80 年代开始，日间手术模式在欧美国家得以迅猛发展，这主要是得益于医学的发展和人们认识的提高，同时与 1995 年由 12 个国家和地区的日间手术协会共同组建的国际日间手术协会（The international association of ambulatory surgery，IAAS）的大力推广不可分割。20 多年来，日间手术量在欧美国家稳步增长，近期很多国家已然占其择期术的 60% 以上。在丹麦、西班牙、瑞典等国家分别达到 89%、87% 和 80%。

【关键词】 日间手术；治疗模式；发展；趋势

[39] 日间手术定义、范畴在我国适用的探讨

【作者】 税章林；石应康；马洪升；程永忠；马秀清
【来源】 中国卫生事业管理，2011，28（S1），63-65
【摘要】 文章对日间手术定义和范畴在国外的界定、实施情况、差异进行了分析，结合我国的医疗环境、诊疗传统、认知和目前实施情况，对日间手术定义和范畴在我国的适用情况进行了探讨。

【关键词】 日间手术；定义；范畴

附录2

四川大学华西医院
门诊病历

科室： 登记号：

姓名： 性别： 年龄： 出生日期：

民族： 婚姻： 职业： 就诊日期：

药物过敏史：

主诉：

病史：

流行病学史：

家族史：

体格检查：

辅助检查：

诊断：

处理意见：

备注：

离院建议：

医生签名： 日期：

附录3

四川大学华西医院
24 小时内入出院记录

科室：　　　　　　　　　　登记号：

姓名：　　　　性别：

床号：　　　　民族：

年龄：　　　　职业：

入院时间：

出院时间：　　　　　　　　住院天数：

病史陈述者：　　　　　　　与患者关系：

单位或住址：　　　　　　　内容是否真实：

<table>
<tr><td>以下病史记录内容真实准确
患者（代理人或监护人）签名：

　　　　　年　　　月　　　日</td></tr>
</table>

主诉：

现病史：

既往史：□无传染病 □有传染病　既往史描述：

查体：T:　　　　P:　　　　R:　　　　BP:

头颈部：□无异常　　□异常　　头颈部描述：

心肺：　□无异常　　□异常　　心肺描述：

腹部：　□无异常　　□异常　　腹部描述：

四肢检查：

专科情况：

辅助检查结果：

入院诊断：

诊疗经过及出院情况：

出院诊断：

出院医嘱：

医疗组长：　　　　　　　　医师签名：

　　　　　　　　　　　　　日期：

附录4

四川大学华西医院
出院病情证明书

科室：　　　　　　病案号：　　　　　　登记号：

姓名：　　　　　性别：　　　　　年龄：

床号：　　　　　民族：　　　　　职业：

入院时间：　　　　出院时间：　　　　住院天数：

是否送病理检查：

出院诊断：

诊疗小结：

出院医嘱及建议：

温馨提示：

目前我院为您提供了手机预约（华医通 App，"四川大学华西医院"微信公众号），网上预约（www.d120.com 官网），114 电话预约、95533 电话预约，现场自助机等预约方式，均可挂取两周内的预约号源。

您可以选择合适的预约方式提前预约门诊复诊，若医生已经为您提前预约，请您在出院时持就诊卡至门诊大楼挂号窗口或自助机上取号。

如有病理检查：请于出院后 14 个工作日持出院证明书及就诊卡到病理自助打印机（首选）或病理窗口领取病理报告副本，并及时与主管医生联系。华西院区自助机位置：1.门诊大楼前自助打印广场 – 病理自助打印机； 2.门诊四楼 C 区病理科疑难病理会诊中心窗口； 3.门诊三楼 C 区病理科外检标本接收室窗口。

医疗组长：　　　　　　　　医师签名：

日期：

说明：1.此证明书未经我院加盖公章无效。　　2.涂改未经我院加盖公章无效。

　　　3.此证明书仅证明患者出院时病情。　　4.请妥善保管，遗失不补。

附录5

四川大学华西医院
手术知情同意书

姓名　　　　性别　　　　年龄　　　　床号

临床诊断：

麻醉方式：

疾病介绍，治疗方案建议及患方选择：

根据现有的医学技术，有以下治疗方案可供选择：

1.根据现有医疗条件，可选择的手术方式如下：

2.其他治疗方案：

经医生详细介绍疾病相关知识及上述各种治疗方案，通过对各种治疗方案的优缺点、治疗费用及相关风险综合评估，我慎重选择并要求采取_____方案进行治疗。

手术风险：

医生告知我手术可能发生的一些风险如下，有些不常见或未知的风险可能没有在此列出，具体的手术方式根据不同患者的情况有所不同，医生告诉我可与我的医生讨论有关我手术的具体内容，如果我有特殊的问题可与我的医生讨论。

1.我理解任何手术、麻醉都存在风险。

2.我理解任何药物都可能产生副作用，包括轻度的恶心、皮疹等症状到严重的过敏性休克，甚至危及生命。

3.我理解手术可能发生的常规风险如下：

1）麻醉并发症（详见麻醉知情同意书）；

2）术中、术后大出血，严重者可致休克，甚至死亡；

3）术中根据具体病情改变手术方式；

4）术中损伤神经、血管及邻近器官；

5）伤口并发症：出血、血肿、浆液肿、感染、裂开、脂肪液化、伤口不愈合，瘘管及窦道形成；

6）血管栓塞：严重者可导致昏迷及呼吸衰竭，危及生命安全；

7）呼吸系统并发症：肺不张、肺感染、胸腔积液、气胸等；

8）循环系统并发症：心律失常、心肌梗死、心力衰竭、心搏骤停；

9）尿路感染及肾衰；

10）脑并发症：脑血管意外、癫痫、脑梗死、脑出血等；

11）精神并发症：手术后精神病及其他精神问题；

12）血栓性静脉炎以致肺栓塞、脑栓塞等；

13）术后多器官功能衰竭（心功能、肾功能、肝功能、呼吸功能、胃肠道功能等），凝血功能障碍，播散性血管内凝血 DIC 等，危及生命；

14）水电解质平衡紊乱；

15）诱发原有疾病恶化；

16）术后病理报告与术中冰冻活检结果不符；

17）再次手术；

18）其他不可预料的不良后果；

4. 专科可能出现的意外和并发症如下：

5. 本手术提醒患者及亲属注意的其他事项：

6. 关于合并症的相关风险告知：

7. 我理解术后如果我的体位不当、咳痰不力，或不遵医嘱，可能影响手术效果。

8. 我知道一旦发生上述风险和意外，医生会采取积极应对措施。

患者知情选择：

我的医生已经告知我病情、将要进行的手术方式、手术中及手术后可能发生的并发症和风险，可能存在的其他治疗方法并且解答了我关于该手术的相关问题。

我要求为我（患者）施行手术，并理解手术并发症和手术风险。

我授权在手术中医生可以根据我的病情对预定的手术方式做出调整。

我理解我的手术需要多位医生共同进行。

我授权医师根据手术中具体情况做冰冻活检。

我授权医师对手术切除的病变器官、组织或采取的血液等标本进行处置，包括病理学检查、细胞学检查和医疗废物处理，以及用于教学、科学研究等。

我并未得到手术和治疗百分之百成功的许诺。一旦发生上述风险，我授权医生根据情况决定抢救诊疗方案，并同意支付所发生的诊疗抢救费用。

我的其他说明：

患者签名：[患者]　　　　　　　　　　　签名日期：　　年　　月　　日

如果患者无法或不宜签署该知情同意书，请其授权的代理人或近亲属在此签名：

患者授权的代理人或近亲属签名：　　　　　　与患者关系：

　　　　　　　　　　　　　　　　　　　签名日期：　　年　　月　　日

医生陈述：

我已经告知患者的病情、将要进行的手术方式、此次手术及术后可能发生的并发症和风险，可能存在的其他治疗方法并且解答了患者关于该手术的相关问题。

医师签名：　　　　　　　　　　　　　　签名日期：　　年　　月　　日

附录6

手术安全检查表

姓　名：　　　　性　别：　　　　年　龄：　　　　　床　号：

手术/核查日期：

拟手术方式：

麻醉实施前		手术开始前		患者离开手术室前	
手术医师、麻醉医师及护士共同确认：		手术医师、麻醉医师及护士共同确认：		手术医师、麻醉医师及护士共同确认：	
患者姓名、性别、年龄	是 否	患者姓名、性别、年龄	是 否	手术用药、输血的核查	是 否
手术方式	是 否	手术方式	是 否	手术用物清点正确	是 否
手术部位与标识正确	是 否	手术部位与标识正确	是 否	手术标本是否送检是 不涉及	
手术知情同意	是 否	体位术野皮肤准备正确	是 否	皮肤情况确认	是 否
麻醉知情同意	是 否	手术、麻醉风险预警：			
麻醉方式	是 否	手术医师陈述 预计手术时间 预计失血量 手术关注点 其他		各种管路　中心静脉通路 　　　　　动脉通路 　　　　　气管插管 　　　　　伤口引流 　　　　　胃管 　　　　　尿管 　　　　　外周静脉通道 　　　　　其他 　　　　　无	
麻醉设备安全检查完成	是 否
皮肤情况确认	是 否
静脉通道建立完成	是 否
患者是否有过敏史	是 否	麻醉医师陈述　麻醉关注点 其他	
抗菌药物皮试结果确认	是 否
术前是否已备血	是 否	手术护士陈述 物品灭菌合格 仪器设备 术前术中特殊用药情况 其他	
假体　有　无 　　体内植入物　有　无 　　影像学资料　有　无		需要使用抗菌药物，已在术前0.5~1小时使用 　　　　　已用 　　　　　未用 　　　　　不涉及		患者去向：恢复室　　病房 　　　　ICU 病房　其他	
其他：[ ]/		其他：[ ]/		其他：[ ]/	

活体器官移植科室填写：器官捐献者与接受者身份符合活体器官移植有关规定：[是 否]

手术医师签名：　　　　麻醉医师签名：[　]　　　手术护士签名：[　]

签名日期：　　　　　　签名日期：　　　　　　签名日期：

附录7　　　　　　　手术风险评估表

姓　名：　　　　　　　性　别：　　　　　　　年　龄：

麻醉方式：　　　　　　　　　　　　　　　手术日期：

手术方式：

手术切口类型	0类切口	是指有手术，但体表无切口或指经人体自然腔道进行的内窥镜手术以及经皮穿刺介入手术等	0
	I类切口（清洁切口）	指缝合的无菌切口。条件：①非外伤性；②切口部位皮肤未感染；③手术器官无炎症；④不与人体自然腔道相通	0
	II类切口（可能污染切口）	是指手术时可能带有污染的缝合切口。条件：①手术经过人体自然腔道；②皮肤不容易彻底灭菌的部位；③外伤6小时内经过清创缝合的伤口；④新缝合的伤口再度裂开者	1
	III类切口（污染切口）	是指临近感染区组织直接暴露污染或感染物的切口。条件：①脓肿切口引流术；②经化脓性炎症病灶的手术；③局部坏死组织切除（截肢术）；④寄生虫病灶的手术	1
麻醉分级（ASA分级）	P1	正常的患者	0
	P2	患者有轻微的临床症状	0
	P3	患者有明显的系统临床症状	1
	P4	患者有明显的系统临床症状，及危及生命	1
	P5	如果不手术患者将不能存活	1
	P6	脑死亡的患者	1
预计手术持续时间	手术在3小时内完成		
	手术超过3小时内完成		
合计分值（以上均为单选）　　　　　　[总分]分			
预计切口愈合	甲级愈合	是　否	
	乙级愈合	是　否	
	丙级愈合	是　否	
手术类别	浅层组织手术	是　否	
	深部组织手术	是　否	
	器官手术	是　否	
	腔隙内手术	是　否	
静脉血栓栓塞风险评估	低风险	是　否	
	中风险	是　否	
	高风险	是　否	

手术医师签名：[手术医师签名]　　　麻醉医师签名：[麻醉医师签名]

附录8

四川大学华西医院麻醉前访视与评估单

姓名			科室　　　　　床号 住院号				术前诊断：
年龄	□男□女		身高　　cm		体重　　kg		拟施操作：
主诉：							
BP　mmHg	R　次/分		P　　次/分		T　　℃		其他：

系统情况			现在状况	过去或其他情况
心血管	是	否	□胸痛 □心悸 □瓣膜病变 □杂音 □高血压 □心梗 □易疲劳 □气紧	
肺和呼吸	是	否	□吸烟 □戒烟 □COPD □肺炎 □气管炎 □哮喘 □皮质激素 □TB	
泌尿生殖	是	否	□尿毒症 □血尿 □肾功不全 □月经	
肝胆胃肠	是	否	□肝病 □反流 □胃潴留 □溃疡	
神经	是	否	□中风 □抽搐 □神经肌肉病变	
血液	是	否		
内分泌/代谢	是	否	□糖尿 □甲亢/低 □胰岛素 □皮质	
肌肉	是	否	□重症肌无力 □瘫痪	
精神	是	否	□精神分裂症 □抑郁症	
产科	是	否		
吸烟,嗜酒,药物依赖	是	否	□吸烟 □嗜酒 □药物成瘾	
过敏史/病历记录	是	否	□药物过敏 □药名	
既往麻醉史	是	否	□插管困难 □麻醉药过敏	
家族史/外科情况	是	否	□麻醉药过敏 □恶性高热	
现在用特殊药物	是	否		
全身情况好	是	否		
气道通畅度	是	否	□张口<3cm □鼾声 □颈短 □头后仰 受限 □喉结高 □小下颌	
牙齿	是	否	□松动 □缺失 □戴冠 □上牙 □下牙 □部分 □全部	
麻醉穿刺部位	是	否	□感染 □畸形 □外伤	
胸部X片	是	否		
心电图	是	否		

Na	K	Cl	WBC	Hb/HCT	PILT	PT	APTT	BUN	Creat	CO	肝功	血糖

总体评估	ASA分级　1　2　3　4　5　E	是否饱胃？ 是 否

目前存在的问题和建议：

麻醉计划：□全身麻醉　　　□椎管内麻醉　　　　□区域阻滞　　　　□局部麻醉
　　　　　□按计划安排手术 □安排当日,但需延迟手术 □继续术前准备,另期安排手术

麻醉第一次前评估	麻醉住院/主治医师：	日期：　年　月　日
麻醉实施前第二次评估	麻醉主治医师：	日期：　年　月　日

附录9

四川大学华西医院入院护理评估表

<table>
<tr>
<td rowspan="5">基
本
信
息</td>
<td colspan="3">科室：　　　　　护理单元：　　　　　床号：</td>
</tr>
<tr>
<td colspan="3">登记号：　　　　　姓名：　　　　　性别：　　　年龄：</td>
</tr>
<tr>
<td colspan="3">民族：　　　　婚姻：　　　　文化程度：　　　职业：</td>
</tr>
<tr>
<td colspan="3">入院形式：　　　入住日期时间：　　　入院方式：
入院诊断：</td>
</tr>
<tr>
<td colspan="3">联系人1：　　　关系：　　　　　电话号码：</td>
</tr>
<tr>
<td rowspan="1">一
般
情
况</td>
<td colspan="3">神志：
T：　　℃ P/HR：　次／分　R：　次／分　BP：　　mmHg
身高：　cm 体重：　kg BMI：　kg/㎡　等级：
过敏史：□无 □不详
　　　　　□有（过敏物质名称：　　表现：□皮试阳性 □其他）
沟通能力：□正常□异常（原因：□听力障碍□精神障碍 □意识障碍 □语言障碍 □婴幼儿 □其他）
皮肤状况：　□正常
　　　　　□异常（伤口，具体描述：
　　　　　　　　皮疹，具体描述：
　　　　　　　　压力性损伤，具体描述：
　　　　　　　　水肿，具体描述：
　　　　　　　　其他，具体描述：）
活动状况：□正常
　　　　　□异常（□活动无耐力 □限制性活动 □运动功能障碍
　　　　　　　　□意识障碍 □其他）
进食状况：□正常 □异常（□进食过多 □食欲下降 □其他）
睡眠状况：□正常 □异常（□入睡困难 □早醒 □其他 ）
大便状况：□正常 □异常 （□腹泻 □便秘 □失禁 □其他 ）
小便状况：□正常 □尿管导尿
　　　　　□异常 （□多尿 □少尿 □无尿 □尿潴留 □失禁 □其他）
其他特殊情况：</td>
</tr>
<tr>
<td rowspan="1">专
项
评
估</td>
<td colspan="2">自理能力评估：
疼痛评估：
跌倒／坠床风险评估：
压力性损伤风险评估
非计划拔管风险评估：</td>
<td>分数：
分数：
分数：
分数：
分数：</td>
</tr>
<tr>
<td>专科
评估</td>
<td colspan="3"></td>
</tr>
<tr>
<td>护理
处置</td>
<td colspan="3">入院宣教：□病室环境 □医护人员介绍 □探视制度 □防跌倒／坠床□留陪伴□消防安全□膳食安排□离院须知□防压力性损伤□防非计划拔管　其他：</td>
</tr>
</table>

评估护士：　　　　　　　评估时间：

家属／患者签名：　　　　签名日期：　　年　月　日

附录10

四川大学华西医院
日间手术出院评估表

科室：　　　　　　　　　　　　　　　　　登记号：

姓名：　　　　性别：　　　年龄：　　　　床号：

手术名称：

内容		得分
1. 血压和脉搏	2= 血压和心率稳定在术前水平 20% 以内 1= 血压和心率波动在术前基础值 20%~40% 0= 血压和心率波动在术前基础值＞40%	
2. 活动能力	2= 步态平稳 1= 需要搀扶 0= 不能行走	
3. 恶心呕吐	2= 无或轻度恶心呕吐，经口服药治疗有效 1= 中度恶心呕吐，经药物肌注治疗有效 0= 重度恶心呕吐，需连续反复治疗	
4. 出血	2= 轻度，无须更换敷料 1= 中度，需要更换 2 次敷料 0= 重度，需要更换 3 次以上敷料	
5. 疼痛	2= 无痛或轻度疼痛，口服用药能止痛 1= 中度疼痛 0= 重度疼痛	
合计		
评价人签名：	评估时间：	